Die Bier-Apotheke

Aljoscha Schwarz &
Ronald Schweppe

vgs

Die Informationen, Rezepte und Empfehlungen in diesem Buch sind von Autoren und Verlag nach bestem Wissen und Gewissen sorgfältig erwogen und geprüft, stellen aber keinen Ersatz für eine medizinische Betreuung jeglicher Art dar. Autoren und Verlag übernehmen keinerlei Haftung für etwaige Personen- oder Sachschäden, die sich aus Gebrauch oder Mißbrauch der in diesem Buch aufgeführten Informationen ergeben.

Die Deutsche Bibliothek – CIP-Einheitsaufnahme

Schwarz, Aljoscha A.:
Die Bier-Apotheke / Aljoscha Schwarz & Ronald Schweppe. –
Köln : vgs, 1998
ISBN 3-8025-1365-7

Umschlagfoto: Deutscher Brauer-Bund e.V., Bonn
Umschlaggestaltung: Christa Stüber, Köln
Redaktion: Martina Weihe-Reckewitz
Lektorat: Marcus Reckewitz
Produktion: Ilse Rader
Satz: Typo Forum Gröger, Singhofen
Druck: Universitätsdruckerei Stürtz, Würzburg
Printed in Germany
ISBN 3–8025-1365-7

Inhalt

Vorwort

Die bayrischen Biergärten sind beinahe ebenso weltberühmt, wie das Münchner Oktoberfest, die »Wies'n«, das größte Bierfest der Welt. In Bayern ist das Bier fast schon ein Kulturgut – wenngleich man natürlich auch im übrigen Deutschland hervorragendes Bier zu brauen und zu genießen weiß.

Wir, die Autoren der Ihnen vorliegenden »Bier-Apotheke«, leben seit über 30 Jahren in München und sind aus diesem Grund bestens mit der bayrischen Bierkultur vertraut. Schon so manche Maß haben wir an warmen Sommerabenden in einem der herrlichen Biergärten genossen. Später lernten wir dann die Vielfalt der übrigen deutschen Biere kennen und schätzen.

Im großen und ganzen leben wir recht gesundheitsbewußt. Schließlich beschäftigen wir uns schon seit einigen Jahren publizistisch mit den unterschiedlichsten Gesundheitsthemen. Immer wieder wurden wir jedoch von wohlmeinenden Bekannten darauf hingewiesen, daß Bier doch so ungesund und voller Hormone sei und überdies auch noch dick mache. Und erst der Alkohol!

Das alles klang recht bedenklich – dabei sind wir weder übergewichtig, noch hatten wir jemals das Gefühl, daß uns das Bier schaden würde. Sollten wir unserer Intuition vertrauen oder lieber den Warnungen unserer streng abstinent lebenden Bekannten? Wir beschlossen, dem Bier auf den Grund zu gehen. Was war wirklich dran an den Warnungen vor den Gefahren des Bieres? Würde ein mäßiger, aber doch regelmäßiger Biergenuß gar unser Leben verkürzen? Oder gab es vielleicht auch positive Wirkungen, die vom Biergenuß ausgingen?

Bei unseren Recherchen stießen wir auf eine Überraschung nach der anderen: Bier war nicht nur nicht ungesund, Bier schien geradezu ein Lebenselixier zu sein! Je mehr wir uns in die wissenschaftlichen Untersuchungen vertieften, die den gesundheitlichen Wirkungen des Biers nachgingen, desto erstaunter waren wir. Alle Vorurteile erwiesen sich als haltlos! Bier, so erfuhren wir, beugt Krankheiten wie Herzinfarkt vor, es stärkt die Abwehrkräfte, ist gut für Haut und Haare, fördert die Verdauung und verlängert das Leben. Und, kaum glaublich, Bier kann sogar beim Abnehmen helfen!

Im folgenden sollen Sie (fast) alles erfahren, was Sie schon immer über Bier wissen wollten. Wir führen Sie durch die Geschichte des Bieres, erklären, wie Bier entsteht, welch große Vielfalt an wertvollen Inhaltsstoffen es bietet, informieren Sie darüber, welche Biere es gibt und wie sie sich unterscheiden. Noch wichtiger war uns jedoch zu erklären, weshalb Bier so gesund ist, welche positiven Wirkungen auf Körper, Seele und Geist es hat. In diesem Zusammenhang werden wir Ihnen einige äußerst interessante wissenschaftliche Untersuchungen vorstellen – denn wenn es mitunter auch durchaus sinnvoll sein kann, seiner Intuition und seinem Gefühl zu vertrauen, so ist eine klare, wissenschaftlich fundierte Studie doch beweiskräftiger. Und natürlich soll auch die Praxis nicht zu kurz kommen: Wir zeigen Ihnen, wie Sie mit der »Bier-Apotheke« etwas für Ihre Gesundheit tun können, wie Sie Bier in der Schönheitspflege einsetzen und, last but not least, wie Sie Bier in der Küche verwenden.

Eins aber dürfte in jedem Fall sicher sein: Ob Sie nun bereits Bierkenner und -genießer sind oder es erst werden wollen – wenn Sie dieses Buch gelesen haben, werden Sie Bier mit anderen Augen sehen.

Und nun wünschen wir Ihnen eine spannende Reise durch die weite Welt des Bieres. In diesem Sinne: Prost!

A. Schwarz & R. Schweppe

10 000 Jahre Biergeschichte

Erzähle mir die Vergangenheit,
und ich werde die Zukunft erkennen.
Konfuzius

Es war einmal ...

Vor langer, langer Zeit, als die Menschen noch in Höhlen hausten und die letzte Eiszeit allmählich ihrem Ende zuging, als weder das Rad, noch die Schrift noch der Ackerbau erfunden waren, sammelten die Frauen eines Steinzeitclans nahrhafte Körner, während die Männer auf der Jagd waren. Eine kluge Frau kam auf den Gedanken, die Körner zu zerstampfen und sie in Gefäße mit Wasser zu geben, so daß ein kräftigendes Getränk entstand.

Einer der so gefüllten Krüge stand für einige Zeit unbeachtet in einer Ecke der Höhle. Zufällig fiel die Spore eines Hefepilzes, der in der Luft schwebte, genau in diesen Krug. In der nährenden Brühe begann sich der Pilz zu vermehren. Die winzigen Organismen waren für die Menschen nicht zu sehen, aber ihre Wirkung war es: Das Getreidewasser begann zu gären und die Substanzen im Krug begannen sich zu verändern. Es entstand Alkohol! Kurz: Das erste »Bier« wartete darauf, getrunken zu werden!

Ob nun einer der Höhlenbewohner besonders neugierig war, ob er erkältet war und deshalb die Veränderung nicht riechen konnte oder ob Nahrung grundsätzlich zu wertvoll war, um sie einfach wegzuwerfen – einer dieser Menschen nahm das »verdorbene« Getreidewasser jedenfalls zu sich und erlebte eine angenehme Überraschung.

Natürlich wissen wir nicht, ob sich diese Geschichte wirklich genauso zugetragen hat. Aber so oder so ähnlich könnte es gewesen sein. Diesen Schluß lassen zumindest uralte, von Archäologen gefundene Steingefäße zu, in denen die Überreste eines vergorenen Getreides nachzuweisen waren. Bier wurde aber sicherlich nicht allein an einem einzigen Ort erfunden, und es gab auch nicht einen einzigen Erfinder. Überall auf der Welt entdeckten die Menschen bereits vor über 10 000 Jahren, daß feuchtes Getreide mitunter eine erfrischende und in größeren

Mengen leicht berauschende Substanz produzierte, die die Lebensgeister stärkte und sehr nahrhaft war. Doch es sollte noch viele tausend Jahre dauern, bis die Menschen diese Zusammenhänge begriffen und damit begannen, gezielt und bewußt Bier zu brauen.

■ *Bier – ein Kult-Urgetränk*

Es ist schon faszinierend, wie genau man die Lebensumstände der Menschen aus grauer Vorzeit rekonstruieren kann. Etwa 5000 Jahre ist es her, daß die erste Hochkultur in Mesopotamien, dem »Zweistromland« zwischen Euphrat und Tigris im heutigen Irak aufblühte. Träger dieser Kultur waren die Sumerer, die im Laufe des 3. Jahrtausends v. Chr. entlang der Flußläufe Stadtstaaten gründeten. Eines dieser Zentren war die Stadt Ur.

Archäologen gruben viele Dinge aus dieser »ur-alten« Zeit aus. Sie fanden Tontafeln, Trinkgefäße, Schmuck und vieles andere mehr. Eine besonders alte Tonscherbe wies eine gut erkennbare Gravur auf: Menschen beim Biertrinken! Den heutigen Biergenießer hätte es allerdings gegraust: in Ur trank man das Bier offensichtlich mit Strohhalmen.

Auf die Sumerer – es scheinen schlaue Leute gewesen zu sein – geht wahrscheinlich auch eine der bedeutendsten, wichtigsten und revolutionärsten Erfindungen des Menschen zurück – die Schrift. Die sumerische Keilschrift, die in Tontafeln geritzt wurde, entstand zu Beginn des 3. Jahrtausends v. Chr. Und natürlich wurde nur wirklich Wichtiges aufgeschrieben: zum Beispiel Anleitungen zur Bierherstellung!

Es gilt heute als ziemlich sicher, daß die Sumerer die ersten waren, die Bier regelmäßig brauten. Sie verwendeten das Bier auch bereits als Heilmittel. Zum Teil lagen der sumerischen Medizin magische Vorstellungen zugrunde, zum Beispiel, daß in Bier gekochtes Bierbrot gegen Zauberei helfen würde – andererseits klingen aber einige Methoden, wie die Einreibung von Kranken mit Bier zur Aktivierung und Fiebersenkung, nicht unvernünftig. Auch Blasenkranke wurden offenbar erfolgreich mit Bier behandelt.

Sogar in der sumerischen Literatur wird das Bier erwähnt – und zwar in einem sehr interessanten Zusammenhang: Im sumerischen »Gilgamesch-Epos«, das die Suche des legendären Königs von Urduk nach Unsterblichkeit behandelt, taucht ein »zottiger, wilder Mann« namens Enkidu auf, der wild in der Steppe mit den Gazellen lebt und sich von Gras und Wasser ernährt. Als ihn nun König Gilgamesch zu sich nimmt, wird der Wilde zum zivilisierten Menschen – indem er statt Gras Brot und statt Wasser Bier zu essen und zu trinken bekommt:

Der wilde Enkidu trank das Bier,
trank davon sieben Mal.
Sein Geist ward frei,
und er sprach mit lauter Stimme.
Freude erfüllte seinen Leib,
und sein Antlitz strahlte hell.
Er wusch sich den zottigen Körper mit Wasser,
salbte sich mit Öl – und ward ein Mensch.

Aus der Natur wird der Mensch durch den Genuß – Enkidu trinkt nicht einmal, um den Durst zu stillen, sondern siebenmal! – zur Kultur geführt. Und der Genuß besteht in dieser uralten Geschichte, dem ältesten bekannten Werk der Weltliteratur, im Biertrinken.

Bier aus Babel

Als das sumerische Reich zerfiel, folgten den Sumerern die Babylonier (die später den in der Bibel erwähnten Turm zu Babel bauten). Die Babylonier übernahmen vieles aus der sumerischen Kultur, unter anderem natürlich auch das Bier. Doch sie entwickelten die Braukunst weiter – immerhin gab es in Babylon bereits 20 verschiedene Biersorten!

Bier spielte damals offenbar eine große Rolle: König Hammurabi (1728–1686 v. Chr.), der das erste babylonische Reich gründete, ließ seine wichtigsten Gesetze in eine ca. 2,20 m hohe Dioritstele meißeln, die heute im Louvre in Paris zu bestaunen ist. Die in diesen Steinblock gemeißelten ca. 360 Gesetze konnten vollständig entziffert werden. Und dabei stieß man auf das erste Reinheitsgebot der Welt! Die Gesetze enthielten nämlich unter anderem auch Richtlinien für die Zubereitung, die Qualität und den Preis des Bieres. Unter anderem heißt es dort:

»Wer zum Bier andere Zutaten als Gerste und Hopfen nimmt, wird in seinem Brautopf ersäuft.«

Die Gabe des Osiris

Von Babylon kam das Bier nach Ägypten – wahrscheinlich bereits schon zu der Zeit, als die Babylonier die Sumerer als Herrscher des Zweistromlandes ablösten. Die Ägypter aber entwickelten ihre eigene Bierkultur und ihre eigenen Biere. Besonders beliebt war Bier, das mit Anis, Safran und Honig gewürzt wurde.

Über die Herkunft ihres Bieres hatten die Ägypter ihre eigene Version. Der Legende zufolge stammte es von dem Gott Osiris, dem Bruder und Gatten der Isis. Osiris lehrte das Volk den Ackerbau, die Religion – und eben die Bierherstellung.

Bier spielte also anscheinend auch in Ägypten eine große Rolle, den Ahnen und Göttern wurde es als Opfergabe dargebracht. Das ägyptische Bier war aber ebenso ein alltägliches, stärkendes Getränk für jedermann. Wer weiß, ob die weltberühmten Pyramiden je gebaut worden wären, hätte nicht jeder Sklave zwei Kannen Bier pro Tag als Kraftnahrung erhalten.

Interessant ist in diesem Zusammenhang auch, daß es in der Hieroglyphenschrift des alten Ägypten ein eigenes Zeichen für Bier gab. Wie wichtig dieses Zeichen war, offenbart sich angesichts der Tatsache, daß die Hieroglyphe für »Mahlzeit« aus den Symbolen »Brot« und »Bier« zusammengesetzt wurde.

Bereits in Ägypten wurden viele Heilmittel mit Bier zubereitet; insbesondere dem sogenannten »Bierschlamm« wurde eine große Heilkraft zugeschrieben. Der »Bierschlamm« bestand aus den Getreide- und Würzresten, die sich am Boden absetzten. Diese Reste gab es reichlich, denn die Braukunst steckte ja noch in den Kinderschuhen, und das Bier wurde nicht direkt mit Getreide, sondern mit Brot, das die wichtige Hefe enthielt, gebraut.

Auch die alten Ägypter genossen ihr Bier, wie es schon zu Zeiten der Sumerer üblich war, mit Hilfe von Trinkhalmen. Diese (Un-)Sitte ist aber durchaus nachvollziehbar, denn das ägyptische Bier war sehr trüb und reich an allerlei Schwebstoffen, die zwar gesund waren, aber den Genuß beeinträchtigten. Das Verwenden von Trinkhalmen verhinderte, daß größere Schwebstoffklumpen mitgeschluckt wurden.

Durch archäologische Funde wie beispielsweise dem sogenannten Papyrus Ebers (benannt nach seinem Entdecker), der auf die Zeit um 1500 v. Chr. datiert wird, wissen wir von zahlreichen »Bierheilmitteln«. Unter anderem verwandten die ägyptischen Ärzte Heilmittel, die Bier enthielten, gegen Hämorrhoiden, gegen Verstopfung, Wurmbefall, Husten, Schmerzen und sogar gegen Skorpionstiche – anscheinend mit großem Erfolg, denn diese Heilmittel wurden noch tausend Jahre später eingesetzt. Im Papyrus Ebers findet sich auch ein Getränk für die Rekonvaleszenz, das heute noch empfehlenswert ist.

Der Heiltrank der Ägypter
1 Teil Harz
1 Teil Kümmel
4 Teile Gänsefett
4 Teile Honig
8 Teile Brot
süßes Bier
Alle Bestandteile wurden zusammengemischt und reichlich mit Bier aufgegossen. Nach dem Abkochen der Mischung wurde das Ganze durch ein Tuch gepreßt. Der gefilterte Heiltrank sollte innerhalb von vier Tagen in kleinen Schlucken getrunken werden.

Aus Ägypten sind auch erstmalig die kosmetischen Wirkungen des Gerstensaftes überliefert. Ein Zeugnis davon gibt uns – allerdings erst viele Jahrhunderte später – der römische Historiker Plinius der Ältere (23–79 n. Chr.), der berichtet, daß die ägyptischen Frauen in Bier badeten, um reine, glatte Haut zu bekommen.

Ein Dieb in Walhalla

Bisher war immer die Rede von den Hochkulturen des Nahen Ostens, was vielleicht überrascht, weil diese Gegenden heutzutage nicht unbedingt als Hochburgen des Biergenusses und der Bierbraukunst bekannt sind. War aber Bier nicht auch ein urgermanisches Getränk? Oder gehört dies in den Bereich der Legende?

Tatsächlich spricht vieles dafür, daß Bier unabhängig an verschiedenen Orten und zu verschiedenen Zeiten »erfunden« wurde. In der Tat gibt es ja fast überall auf der Welt einheimische Biere, die aus den unterschiedlichsten Grundsubstanzen gebraut werden. So gibt es in Ostasien seit jeher Reisbier, in Afrika wird schon seit Menschengedenken Hirsebier hergestellt und die Indianer Nord- und Mittelamerikas tranken ihr Maisbier, lange bevor die Europäer Amerika »entdeckten«. Heute wissen wir, daß auch die »alten Germanen« ihr eigenes Bier tranken. Wieder einmal sind es Archäologen, denen wir diese Erkenntnis verdanken: In bis zu 3500 Jahre alten keltischen und germanischen Gräbern fanden die Wissenschaftler nämlich Gefäße, in denen sich Reste von Bier befanden.

Während die griechische Kultur aufblühte und wieder versank, lebten die Völker im Norden Europas noch vergleichsweise unzivilisiert. Doch ihre Bierkultur war der der Römer und Griechen überlegen. Kelten und Germanen tranken bereits seit tausend Jahren ihr Bier – und dabei handelte es sich nicht um irgendein Getränk: Wie bei den Ägyptern war es der Trunk der Götter! In vielen Götter- und Heldensagen spielte das Bier dementsprechend eine große Rolle; beispielsweise in der Geschichte von Thor und Tyr, die einem Riesen namens Hymir einen Braukessel stahlen, in dem die Götter und Helden für alle Zeit ihren Durst stillen konnten.

Das Bier der alten Germanen wäre gemessen an heutigen Trinkgewohnheiten allerdings viel zu stark, denn der Göttertrunk hatte es im wahrsten Sinne des Wortes in sich. Bier wurde nicht einfach so nebenbei getrunken, sondern im Rahmen von regelrechten Rauschritualen. Und die Räusche dürften recht kräftig gewesen sein, da dem Bier oft halluzinogene Pflanzen und Pilze beigefügt wurden.

■ *Hippokrates und der Gerstensaft*

Im fünften Jahrhundert vor unserer Zeitrechnung blühte die griechische Kultur auf, in der die Grundsteine für die Philosophie, die Wissenschaft und das Denken der westlichen Zivilisation gelegt wurden. Es war die Zeit Sokrates' und Platons, Aristoteles' und Alexander des Großen. Wenn mit dem Niedergang der ägyptischen Hochkultur im Nahen Osten auch viel Wissen verlorengegangen war, die Kenntnisse und Fertigkeiten des Bierbrauens hatten die Griechen von der älteren ägyptischen Zivilisation übernommen, wenngleich sie zu diesem Getränk kein so inniges Verhältnis entwickelten wie die Ägypter. An den wunderbaren Wirkungen des Bieres auf die Gesundheit kamen sie indes nicht vorbei. So erwähnte der Arzt Hippokrates, der Begründer der wissenschaftlichen Heilkunde, einige Heilwirkungen des Bieres. »Verweilen wir nun kurz beim Gerstensud«, schrieb er, »der mir unter den aus Getreide gewonnenen Nahrungsmitteln am besten bei akuten Beschwerden zu sein scheint . . ., denn er ist ein linderndes Mittel, gleichmäßig und ausgleichend, angenehm einzunehmen, er enthält genügend Feuchtigkeit, lindert den Durst, erleichtert die Ausscheidung, stört die Verdauung nicht und bildet keine Winde.« Er empfahl Bier unter anderem auch bei Schlaflosigkeit, Fieber und zur Entwässerung.

Als Heilmittel blieb Bier beliebt, als Getränk fand es bei den Griechen und später bei den Römern – die Bierumschläge bei Drüsenleiden als Heilmittel einsetzten – weniger Anklang. Erst als sich das Römische Reich ausdehnte, machten die Römer nähere Bekanntschaft mit dem Bier als Genußmittel, das bei den Germanen, die in das römische Weltreich integriert worden waren, schon so lange getrunken wurde.

Mit dem Untergang des Römischen Reichs brach in Europa das »Dunkle Zeitalter« an. Doch mochte die große römisch-griechische Kultur auch verfallen, was blieb, war das Bier. Und immer war es von Frauen gebraut worden – bei den Sumerern von Braufrauen, bei den Germanen sogar von Odins Gattin höchstselbst. Doch das sollte sich ändern.

Klostergeheimnisse

Als in Europa das Mittelalter anbrach und das Christentum über die Heiden siegte, entstanden zahlreiche Klöster in Europa, besonders in Deutschland. Als Karl der Große im Jahre 800 n. Chr. Kaiser wurde, gab es allein in Bayern 300 Klöster – und bereits seit 150 Jahren brauten einige dieser Klöster Bier!

Ora et labora – »Bete und arbeite« war das Motto der frommen Klosterbrüder. Ein hartes Leben, zumal zahlreiche Fastentage und Exerzitien den Körper schwächten. Auch in der fastenfreien Zeit war der Tisch der Mönche nicht gerade üppig gedeckt. Glücklicherweise lautete jedoch eine Ordensregel: Liquida non frangunt ieunum – »Flüssigkeiten brechen das Fasten nicht«. Bier, das »flüssige Brot«, war für die hart arbeitenden Mönche geradezu das ideale Getränk, und das nicht nur zur Fastenzeit!

Bald schon gab es in den Klöstern eigene »Braumönche«, die sich besonders dem Bierbrauen widmeten und aus dem Handwerk des Bierbrauens eine Kunst machten. Eine der wichtigsten Neuerungen der Mönche, die das Bier zu dem Getränk machten, das wir heute noch kennen, bestand darin, daß sie zum Bierbrauen Hopfen verwendeten, der dem Bier seine Würze und natürliche Haltbarkeit gibt.

Die Mönche wurden zu anerkannten Spezialisten, was auch bald schon an offizieller Stelle Anerkennung fand. Im Jahre 1040 wurde dem bayrischen Kloster Weihenstephan vom Freisinger Bischof Engilbert das Brau- und Schankrecht verliehen. Weihenstephan ist die älteste heute noch bestehende Brauerei.

Aus dem Mittelalter stammen auch die meisten »Bier-Heiligen«; denn natürlich erwählten sich auch die frommen Bierbrauer Schutzpatrone, mit deren Hilfe sie sich des göttlichen Beistandes versichern wollten: St. Augustin, St. Bonifatius, St. Vitus, St. Kolumban und viele andere.

Hildegard und Paracelsus

In den Klöstern wurde auch die Heilkunst gepflegt. Aber nicht ein Mönch, sondern eine Nonne wurde die größte Heilerin des Mittelalters: Die heilige Hildegard von Bingen (1098–1179), die zahlreiche religiöse, aber auch natur- und heilkundliche Werke verfaßte. Oft heißt es bei Hildegard in ihrem Werk causa et cura, »Ursache und Heilung« (von Krankheiten), kurz und bündig: Cerevisiam bibat – »Man trinke Bier.«

Dinkel (Weizen) und Bier sind bei Hildegard ganz besondere Heilmittel. Sie hatte nämlich auch die psychischen Wirkungen des Bieres erkannt, die heute von der Streßforschung bestätigt werden. Und so empfahl sie das Bier ganz besonders den Menschen, die unter Schwermut litten, denn Bier (in der rechten Dosis, versteht sich) hebt den Mut, fördert die Regeneration der Seelenkräfte und kräftigt den Leib.

Doch wenngleich man auch das gute Bier der Mönche trank und Bier auch als Heilmittel bekannt war, wurde ausgerechnet Wein – auch wenn man's heute kaum glauben mag – ganz besonders in Bayern immer beliebter. Mit der bayrischen Bierkultur ging es rapide bergab. Dies änderte sich auf einen Schlag erst im Jahr 1437, als ein lang anhaltender Frost die Weinstöcke vernichtete. Nun griff man wieder auf das Bier zurück, das innerhalb weniger Jahre zum bayrischen Nationalgetränk wurde – und bis heute blieb.

Ein paar Jahrzehnte später geriet der berühmte deutsche Arzt und Naturforscher Philippus Aureolus Theophrastus Bombastus von Hohenheim (1493 –1541), besser bekannt als Paracelsus, ins Schwärmen, wenn er von der Heilkraft des Bieres schrieb. Cerevisia malorum divina medicina – »Bier ist eine göttliche Medizin gegen die Krankheit!« Im Gegensatz zu der heiligen Hildegard, deren Heilkunde ganz aus ihrem Glauben heraus entstand, war Paracelsus schon ein »Wissenschaftler«, der die medizinischen Glaubenssätze seiner Zeit angriff und behauptete, Krankheiten würden durch körperfremde Substanzen verursacht und ließen sich durch heilkräftige Substanzen – wie zum Beispiel Bier – bekämpfen.

Seine Ansicht setzte sich zunehmend durch, und viele alte Arzneibücher führten fortan zahlreiche Heilbiere, cerevisiae medicatae, gegen nahezu jedes Leiden auf: gegen Epilepsie und Schlaganfall, Herz- und Halsbeschwerden, Ohren- und Zahnschmerzen, Magen- und Steinleiden, Gicht und Zipperlein.

Der Herzog als Verbraucherschützer

Im Jahr 1492, ein Jahr vor der Geburt des Paracelsus, wurde Amerika von Columbus »entdeckt« – in diesem Jahr geht nach allgemeiner Übereinkunft das Mittelalter zu Ende. Das Bierbrauen war in der Antike entstanden und hatte sich in den mittelalterlichen Klöstern zu einer Kunst entwickelt. Doch der Beginn der Neuzeit markiert für die Bierbraukunst einen wahren Höhepunkt. Bierkennern ist der 24. 4. 1516 sicherlich ein denkenswertes Datum. Denn an diesem Tag erließ der bayrische Herzog Wilhelm IV. das berühmte bayrische Reinheitsgebot – eines der ältesten Lebensmittelgesetze der Welt.

»Wie das Pier Summer un Winter auf dem Land sol geschenkt und prauen werden Item wir ordnen, setzen und wollen mit Rathe unnser Lanndtschaft das füran allenthalben in dem Fürstenthumb Bayrn auff dem Lande auch in unsern Stettn un Märckthen da deßhalb hieuor kain sonndere ordnung ist von Michaelis biß auff Georij ain mass oder kopffpiers über einen pfennig müncher werung un von Sant Jorgentag biß auf Michaelis die mass über zwen pfenning derselben werung und derenden der kopff ist über drey haller bey nachgeferter Pene nicht gegeben noch außgeschenckht sol werden. Wo auch ainer nit Merrzn sonder annder pier prawen oder sonst haben würde sol erd och das kains weg häher dann die maß umb ainen pfennig schenken und verkauffen. Wir wollen auch sonderlichen das füran allenthalben in unsern stetten märckthen un auf dem lannde zu kainem pier merer stückh dan allain gersten, hopfen un wasser genommen un gepraucht solle werdn. Welcher aber dise unsere Ordnung wissendlich überfaren unnd nie hallten wurde den sol von seiner gerichtsobrigkait dasselbig vas pier zustraff unnachläßlich so offt es geschieht genommen werden. jedoch wo ain brüwirt von ainem ainem pierprewen in unnsern Stettn Märckten oder aufm lande jezuzeitn ainen Emer piers zwen oder drey kauffen und wider unnter den gemaynen pawrfuolck ausschenken würde dem selben allain aber sonst nyemandes soldyemaßs oder der kopfpiers umb ainen haller häher dann oben gesetzt ist zugeben un außgeschencken erlaube unnd unuerpotn.«

Die wesentlichen Bestandteile des Reinheitsgebotes gelten noch heute und finden sich in den gesetzlichen Bestimmungen wieder: im § 9 des deutschen Biersteuergesetzes.

Das Bier geht um die Welt

Bier war seit dem Reinheitsgebot ein Qualitätsgetränk, das sich immer größerer Beliebtheit erfreute und sogar in großen Mengen exportiert wurde: nach Schweden, Norwegen und die Niederlande, ja sogar bis nach Indien! Da Bayern bekanntermaßen nicht am Meer liegt, wurden auch die Hansestädte zu Zentren des Bierbrauens. Allein in Hamburg gab es im 16. Jahrhundert über 600 Brauereien.

Während sich das Bier beim Volk zunehmend durchsetzte, wurde es an den Höfen der Könige und Kurfürsten verschmäht. Doch auch das sollte sich noch ändern. Eingefleischte Bayern werden es vielleicht nicht gerne hören, doch es war ausgerechnet ein Preuße, der das Bier »hoffähig« machte und den ersten Stammtisch gründete! Die Rede ist von Friedrich Wilhelm I. (1688–1740), König von Preußen, dessen berühmt-berüchtigtes »Tabakskollegium« die erste Stammtischrunde war. Er muß vom Bier wirklich sehr angetan gewesen sein, ließ er seinen Sohn, den Prinzen, doch das Brauhandwerk erlernen. Dieser Sohn wurde später als Friedrich der Große (1712–1786) weltberühmt – allerdings nicht wegen seiner Braukünste.

Auch Ärzte und Philosophen lobten das Bier. So schrieb der Stadtarzt Leipzigs im Jahre 1725: »An gutem Bier ist mehr gelegen, als an medizinischen Goldessenzen, Herzpulvern und derlei sieben Sachen.« Und Immanuel Kant (1724-1804) meinte: »Biertrinken ist ein gutes Essen.«

Ein Zeitgenosse Kants, der Dichter und Arzt Hufeland, konnte dem Philosophen nur zustimmen, als er 1796 in seinem Werk »Makrobiotik oder Die Kunst, das Leben zu verlängern« schrieb: »Das Bier ist als Ersatz des Wassers zu benutzen in Gegenden, die kein gutes Wasser haben, oder für Menschen, die einen schwachen Magen, Neigung zur Hartleibigkeit (Verstopfung) oder einen erschöpften, nahrungslosen Körper haben.«

Bierrevolution!

In München – das im ausgehenden 18. Jahrhundert etwa 41 000 Einwohner hatte – zählte man damals 52 Bierbrauer und 144 Bierwirte. Und die Münchner tranken, wie aus Urkunden hervorgeht »120 Tausend Eymer Bier«. Wenn man bedenkt, daß zu den statistisch erfaßten Einwohnern auch Kleinkinder und Abstinenzler zählten, wird klar, daß der Biergenuß in München zum Alltag gehörte.

In München entstand dann auch, anno 1810,

ganz folgerichtig das größte Bierfest der Welt, das Münchner Oktoberfest, die »Wies'n«. Ursprünglich ging es zwar nicht um das Bier, sondern um eine Hochzeit, nämlich um die Vermählung des Kronprinzen Ludwig mit Prinzessin Therese von Sachsen-Hildburghausen, aber dieser Anlaß geriet recht schnell in Vergessenheit, während das Bier auf der »Theresienwiese« immer reichlicher floß.

Im 19. Jahrhundert wurden zwei Erfindungen gemacht, die für die Biergeschichte von Bedeutung waren und das Bierbrauen revolutionierten: James Watts (1736–1819) Dampfmaschine und Carl von Lindes (1842–1934) Kühlmaschine. Von nun an konnte Bier schneller und in größeren Mengen gebraut werden – vor allem auch in den warmen Sommermonaten, was bis zur Erfindung der künstlichen Kälte sehr schwierig gewesen war.

Um das Bier, genauer gesagt den Bierpreis, wurde sogar gekämpft. Regelrechte Schlachten mit vielen Verletzten und einigen Toten wurden geführt – das Jahr 1844 ging als der Beginn des 66jährigen »Bierkriegs« in die Annalen Münchens ein. Am 1. Mai dieses Jahres wurde nämlich die Maß, die schon seit Menschengedenken sechs Kreuzer gekostet hatte, einen halben Kreuzer teurer – und damit waren die Münchner gar nicht einverstanden. In den Wirtshäusern blieb kein Tisch, kein Stuhl und kein Fenster heil, und es gab eine große Zahl an verletzten Bierliebhabern und Gendarmen. Nur vier Jahre später wurde der Bierpreis erneut erhöht, und wieder kam es zu Krawallen; diesmal in ganz Bayern. Die Demonstrationen und Tumulte nahmen solche Ausmaße an, daß das Militär eingreifen mußte. In den Jahren 1865, 1874 und 1888 gab es nochmals einige Bierschlachten – zum letzten Mal 1910, als der Bierpreis von 24 auf 26 Pfennige stieg. Ja, »die gute alte Zeit«, denkt man heute, wenn man für die Wies'n-Maß über 1000 Pfennige bezahlt.

Das Bier geht in die Universität

Als den Mönchen des Klosters Weihenstephan bei Freising aufgrund ihres ausgezeichneten Bieres vom Bischof im Jahre 1040 das Brau- und Schankrecht offiziell erteilt wurde, dachten sie wohl kaum, daß einmal weltliche Gelehrte ausgerechnet in ihrer Brauerei das Bier und das Brauen erforschen würden. Genau das aber geschah.

1930 wurde die Hochschule für Brauerei in Weihenstephan der Technischen Universität in München angegliedert – das Bierbrauen war nun ein Gegenstand der Wissenschaft geworden! Die Technische Universität hat heute gleich zwei Lehrstühle für Brauereitechnologie besetzt. Extraordinarius Professor Dr. Piendl, der in Weihenstephan Brauereitechnologie und Mikrobiologie lehrt, ist einer der führenden Bierforscher in Deutschland, der bereits in zahlreichen Fachartikeln auf die positiven Wirkungen des Bieres hingewiesen hat.

Aber nicht nur in Bayern, sondern auf der ganzen Welt werden inzwischen die Zusammenhänge zwischen Biergenuß und Gesundheit untersucht. In Deutschland haben sich Forscher an zahlreichen Universitäten, u.a. in Köln, Bonn, Münster, Freiburg, Berlin und Kiel, mit dieser Thematik befaßt. In Großbritannien, Japan oder den USA interessiert man sich an namhaften Universitäten ebenfalls schon seit vielen Jahren für das Thema Bier.

Kein Wunder, denn Bier ist mit seinen über 2000 verschiedenen Inhaltsstoffen ein äußerst interessantes und vielversprechendes Forschungsgebiet. Bier, das weiß heute auch die Wissenschaft, ist gesund – ja in vielen Fällen ist es sogar heilsam!

Das Gute im Bier

Alles prüfe der Mensch, sagen die Himmlischen,
daß er kräftig genährt, danken für alles lern', und
verstehe die Freiheit, aufzubrechen, wohin er will.
Friedrich Hölderlin

■ Das deutsche Reinheitsgebot

Schon 1487 forderte Herzog Albrecht IV. von jedem Braumeister einen Braueid, der ihn verpflichtete, daß er »zu dem Bier nur Gerste, Hopfen und Wasser nehmen, dieses gewissenhaft sieden und nichts anderes darein tun wolle noch durch jemand anderen eine Beigabe gestatten solle«. Herzog Georg der Reiche erließ nur sechs Jahre später eine umfassende Verordnung, die 1516 schließlich auf ganz Bayern ausgedehnt wurde – das berühmte Reinheitsgebot. Von entscheidender Bedeutung ist dabei ein Satz: »Insbesondere wollen wir auch, daß fortan in unseren Städten, Märkten und auf dem Lande zum Bier nichts weiter verwendet werden soll als Gerste, Hopfen und Wasser.«

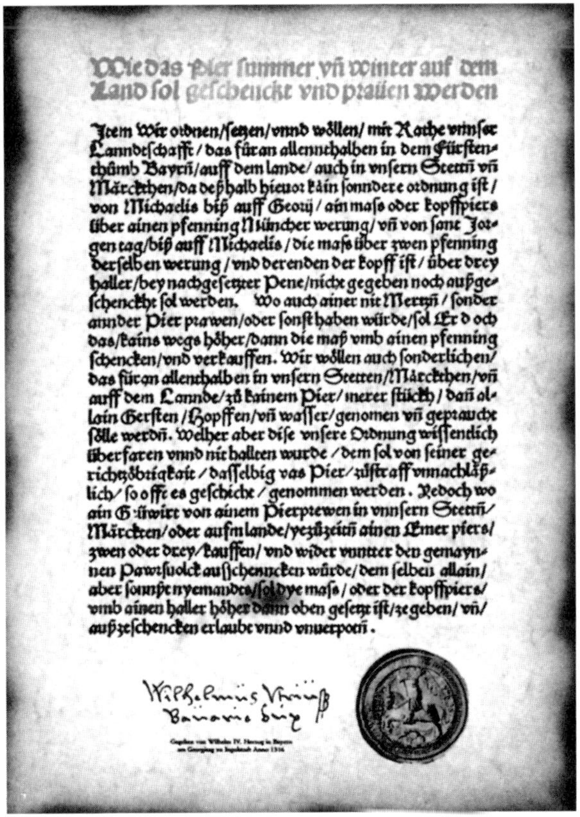

Wie das Pier summer vñ winter auf dem Land sol geschenckt vnd praüen werden

Item Wir ordnen/setzen/vnnd wöllen/ mit Rathe vnnser Lanndtschafft / das füran allenthalben in dem Fürstenthumb Bayrñ/auff dem lande/ auch in vnsern Stettñ vñ Märckthen/da deßhalb hieuor kain sonndere ordnung ist / von Michaelis biß auff Georij / ain maß oder kopffpiers über ainen pfenning Münchner werung/ vñ von sant Jorgen tag/biß auff Michaelis / die maß über zwen pfenning derselben werung / vnd derenden der kopff ist / über drey haller/bey nachgesetzter Pene/nicht gegeben noch außgeschenckht sol werden. Wo auch ainer nit Mertzñ / sonder annder Pier prawen/oder sonst haben würde/sol Er doch das/kains wegs höher/dann die maß vmb ainen pfenning schencken/vnd verkauffen. Wir wöllen auch sonderlichen/ das füran allenthalben in vnsern Stetten/Märckthen/vñ auff dem Lannde/zů kainem Pier/merer stückh / dañ allain Gersten /Hopffen/vñ wasser/genomen vñ gepraucht sölle werdñ. Welher aber dise vnsere Ordnung wissentlich überfaren vnnd nit hallten wurde / dem sol von seiner gerichtzöbrigkait / dasselbig vas Pier/ zůstraff vnnachläßlich/ so offt es geschicht / genommen werden. Yedoch wo ain Gäuwirt von ainem Pierprewen in vnnsern Stettñ/ Märckten/oder aufm lande/yezůzeitñ ainen Emer piers/ zwen oder drey/kauffen/ vnd wider vnnter den gemaynnen Pawrsuolck außschenncken würde/dem selben allain/ aber sonnst nyemandts/sol dye maß / oder der kopffpiers/ vmb ainen haller höher dann oben gesetzt ist/zegeben/ vñ/ außzeschencken erlaubt vnnd vnuerpotñ.

Das Reinheitsgebot gilt sinngemäß noch heute im Deutschen Biersteuergesetz. Wie der Name schon sagt, geht es in diesem Gesetz um Steuern – was uns hier nicht weiter interessiert –, daneben finden sich im Biersteuergesetz aber nach wie vor auch die gesetzlichen Vorschriften für das Bierbrauen:

Zur Bereitung von untergärigem Bier darf nur Gerstenmalz, Hopfen, Hefe und Wasser verwendet werden.

Die Bereitung von obergärigem Bier unterliegt derselben Vorschrift; es ist hierbei jedoch auch die Verwendung von anderem Malz und die Verwendung von technisch reinem Rohr-, Rüben- oder Invertzucker sowie von Stärkezucker und aus Zucker der bezeichneten Art hergestellten Farbmitteln zulässig.

Unter Malz wird alles künstlich zum Keimen gebrachte Getreide verstanden.

Die Verwendung von Farbebieren, die nur aus Malz, Hopfen, Hefe und Wasser hergestellt sind, ist bei der Bierbereitung gestattet, unterliegt jedoch besonderen Überwachungsmaßnahmen.

An Stelle von Hopfen dürfen bei der Bierbereitung auch Hopfenpulver oder Hopfen in anderweitig zerkleinerter Form oder Hopfenauszüge verwendet werden, sofern diese Erzeugnisse den nachstehenden Anforderungen entsprechen:

Hopfenpulver und anderweit zerkleinerter Hopfen sowie Hopfenauszüge müssen ausschließlich aus Hopfen gewonnen sein.

Hopfenauszüge müssen die beim Sudverfahren in die Bierwürze übergehenden Stoffe des Hopfens oder dessen Aroma- und Bitterstoffe in einer Beschaffenheit enthalten, wie sie Hopfen vor oder bei dem Kochen in der Bierwürze aufweist und den Vorschriften des Lebensmittelrechts entsprechen.

Die Hopfenauszüge dürfen der Bierwürze nur vor Beginn oder während der Dauer des Würzekochens beigegeben werden.

Als Klärmittel für Würze und Bier dürfen nur solche Stoffe verwendet werden, die mechanisch oder absorbierend wirken und bis auf gesundheitlich, geruchlich und geschmacklich unbedenkliche, technisch unvermeidbare Anteile wieder ausgeschieden werden.

Der Zusatz von Wasser zum Bier durch Brauer nach Feststellung des Extraktgehaltes der Stammwürze im Gärkeller oder durch Bierhändler oder durch Wirte ist untersagt. Das Hauptzollamt kann Brauern unter den erforderlichen Sicherungsmaßnahmen den Zusatz von Wasser zum Bier nach Feststellung des Extraktgehaltes der Stammwürze im Gärkeller gestatten.

Die Vermischung von Einfachbier, Schankbier, Vollbier und Starkbier miteinander sowie der Zusatz von Zucker zum Bier nach Entstehung der Steuer oder durch Bierhändler oder Wirte ist untersagt.

1987 war das deutsche Reinheitsgebot Gegenstand eines Urteils des Europäischen Gerichtshofes. Die europäischen Nachbarn beklagten sich, daß das deutsche Reinheitsgebot den Wettbewerb verzerren würde. Das Gericht entschied am 12. 5. 1987, daß auch anderes Bier, das unvermälztes Getreide und Zusatzstoffe enthält, in Deutschland verkauft werden darf. Solches Bier darf also inzwischen in Deutschland verkauft werden – aber es wird kaum gekauft. Ganz im Gegenteil beginnen nun auch große ausländische Brauereien, Bier nach den Grundsätzen des Reinheitgebotes zu brauen – worüber sich alle, die auch die gesundheitlichen Wirkungen des Bieres schätzen, ganz besonders freuen.

Deutsches Bier wird also seit etwa 500 Jahren nach strengen Vorschriften und aus nur vier Zutaten gebraut. Diese vier Stoffe wollen wir nun etwas genauer unter die Lupe nehmen.

■ *Wasser*

Wie wichtig das Wasser für das Bier ist, geht schon daraus hervor, daß Wasser mengenmäßig den weitaus überwiegenden Teil des Bieres ausmacht: etwa 92 %. Nicht umsonst wird Wasser auch als »Körper des Bieres« bezeichnet.

Wasser ist das Element des Lebens, das Element, das unseren Planeten so einmalig macht: ca. zwei Drittel der Erde sind mit Wasser bedeckt. Auch die Wiege des Lebens liegt im Wasser und alle Lebewesen, die heute an Land leben, tragen den Urstoff noch in sich: Wir Menschen bestehen beispielsweise zu zwei Dritteln aus Wasser!

Aber Wasser ist nicht nur ein einfacher Baustoff des menschlichen Organismus, sondern es erfüllt zahlreiche Aufgaben: Es transportiert Nährstoffe, Salz, Vitamine, Hormone, Blutkörperchen und die Bausteine des Immunsystems, es reguliert über die Ausscheidung das Gleichgewicht der Stoffe im Körper und ist für die Temperaturregulation wichtig. Wasser ist also lebensnotwendig; ohne Wasser können wir nur wenige Tage überleben. Daß Wasser eine so wichtige Rolle für das Leben spielt, geht auf seinen außergewöhnlichen Dipolcharakter zurück, d.h. eine positiv geladene und eine negativ geladene Seite zu haben, was unter anderem zur Folge hat, daß sich viele Stoffe in Wasser lösen.

Doch nun zum Bier: Ist es nicht gleichgültig, welches Wasser man zum Bierbrauen verwendet? Ist Wasser nicht gleich Wasser? Ein Chemiker würde natürlich ja sagen, denn chemisch gesehen ist Wasser einfach die Verbindung von einem Sauerstoffatom mit zwei Wasserstoffatomen – in der Formelsprache der Chemie heißt Wasser einfach H_2O.

Reines Wasser gibt es indes in der Natur praktisch nicht. Schon das Regenwasser enthält zahlreiche Schwebstoffe aus der Luft, beim Versikkern durch das Erdreich nimmt es weitere Mineralien und Mikroorganismen mit sich. Auf seinem Weg in die Tiefe werden einige Bestandteile herausgefiltert, andere lösen sich im Wasser. In der Tiefe sammelt sich das Wasser und tritt schließlich an Quellen wieder an die Oberfläche. Jedes natürliche Wasser enthält eine charakteristische Kombination verschiedenster Mineralien – jedes Wasser hat also seinen eigenen Charakter, seinen eigenen Geschmack und seine Besonderheiten.

Daß Wasser von so großer Bedeutung für unsere Gesundheit ist, liegt auch am Mineraliengehalt des Wassers – chemisch reines, destilliertes Wasser ist sogar schädlich, da es dem Körper Mineralien entzieht. Wasser ist also nicht gleich Wasser und es ist auch nicht gleichgültig, welches Wasser wir trinken. Leider ist die Umweltverschmutzung schon so weit fortgeschritten, daß man das Wasser unserer Flüsse und Seen nicht trinken könnte, ohne mit gesundheitlichen Schwierigkeiten rechnen zu müssen. Da Wasser aber in unglaublichen Mengen gebraucht wird und der Bedarf nicht mit reinem, natürlichen Quellwasser gedeckt werden kann, muß das reichlich vorhandene Grund- und Oberflächenwasser aufbereitet werden, und zwar nach den Richtlinien der deutschen Trinkwasserverordnung: Es muß klar, farblos, geruchs- und geschmacksneutral sein, und seine Temperatur muß zwischen 9 und 11 Grad betragen. Und es darf natürlich keine Krankheiten hervorrufen, muß also frei von Keimen sein.

Die Qualität des deutschen Trinkwassers ist insgesamt glücklicherweise sehr gut und eignet sich in der Regel für den täglichen Gebrauch – aber es ist kein Quellwasser mit seinem besonderen, natürlichen Charakter, und es ist auch nicht völlig frei von Schadstoffen.

Was bedeutet das Gesagte nun für die Qualität eines deutschen Bieres? Nun, zunächst einmal macht schon allein das Wasser, mit dem das Bier gebraut wird, einen Teil seines Geschmacks aus. Das Münchner Wasser ist beispielsweise relativ hart und trägt so zu dem unverwechselbaren Charakter des Münchner Bieres bei. Was die Gesundheit betrifft, so wäre es am besten, wenn Bier aus möglichst natürlichem, schadstoff- und keimfreien Wasser mit einem ausgewogenen Mineralstoffgehalt gebraut würde. Laut den gesetzlichen Bestimmungen muß das Brauwasser lediglich den Vorschriften der Trinkwasserverordnung genügen. Doch den Brauern genügt das nicht. Sie stellen höhere Anforderungen an die Wasserqualität und daher verfügen viele Brauereien über eigene Quellen oder Tiefbrunnen, die ihnen besonders gutes Wasser liefern.

Wer also besonders gutes Wasser trinken will, kann getrost zum Bier greifen …

■ *Hopfen*

Wenn das Wasser der Körper des Bieres ist und das Getreide seine Seele, so ist der Hopfen das »Blut« des Bieres. Erst der Hopfen gibt dem Bier seine typische Würze. Es ist heute kaum vorstellbar, daß jahrtausendelang überhaupt kein Hopfen zum Bier verwendet wurde – das Bier war sozusagen »blutarm«. Statt Hopfen wurden allerlei Kräuter, beispielsweise Myrte, Schafgarbe oder Rosmarin ins Bier gemischt. Doch wer einmal gehopftes Bier getrunken hatte, der wollte wohl nicht mehr zurück zum Kräuterbier. Erstaunlich nur, daß es so lange dauerte, bis sich der Hopfen für die Herstellung von Bier durchsetzte. Zwar kannten schon die alten Römer den Hopfen, aber sie brauten nicht etwa Bier damit, sondern aßen ihn als eine Art Gemüse.

Es waren die bierkundigen Mönche in den bayrischen Klöstern des Mittelalters, die Hopfen verwandten, und bald gab es in der Nähe jedes Klosters auch Hopfenkulturen. Hopfen, ein Maulbeergewächs mit der schönen biologischen Bezeichnung Humulus lupulus, ist in Europa heimisch, wird aber natürlich mittlerweile in der ganzen Welt angebaut: in Nord- und Südamerika, in Australien und Neuseeland, überall dort, wo es mäßig warm und nicht zu trocken ist und wo die Menschen Bier lieben.

Hopfen ist eine Kletterpflanze, die ihrem Namen alle Ehre macht: Sie klettert bis zu 8 Meter hoch. Was aber auch bedeutet, daß sich der Anbau relativ aufwendig gestaltet: Die Hopfenreben wachsen an Steigdrähten empor, die wiederum an 6–7 Meter hohen Laufdrähten hängen. Die Laufdrähte sind an Holzstangen befestigt, die im Abstand von 7–8 Metern auf dem Hopfenfeld aufgestellt werden. Und: Nur weibliche Hopfenpflanzen sind für das Bierbrauen geeignet, die »Männer« taugen dazu nicht …

Mitte August werden die gelben Dolden geerntet und anschließend bei ca. 30 Grad getrocknet. Auf das gelbe Pulver der Dolden kommt es an: Das Hopfenmehl oder Lupulin gibt dem Bier das Aroma, trägt zur Schaumbildung bei und macht es auf natürliche Weise haltbarer. Aber der Hopfen ist nicht nur gut für das Bier, sondern auch für den Menschen. Insbesondere einige der positiven Wirkungen auf die Psyche des Menschen gehen auf das Lupulin im Hopfen zurück. Die Bitterstoffe des Hopfens werden in der Medizin auch als mildes, natürliches Beruhigungsmittel eingesetzt.

Beim Hopfenanbau wird in Deutschland großer Wert darauf gelegt, so wenig Pflanzenschutzmittel wie nur möglich einzusetzen. Einige »Bio-Bier«-Erzeuger verwenden sogar ausschließlich Rohstoffe aus kontrolliert biologischem Anbau – was natürlich begrüßenswert ist.

Daß Bayern einen so großen Ruf hat, liegt natürlich maßgeblich an seinem Bier, aber wohl auch daran, daß 90% allen deutschen Hopfens aus Bayern kommt – die Hallertau zwischen München und Regensburg ist das größte Hopfenanbaugebiet der Welt!

■ Getreide

Das Getreide ist die »Seele des Bieres«. Als die ersten urzeitlichen Biere entstanden, gab es unsere heutigen Getreidearten noch nicht, sondern nur deren wilde Vorfahren. Alle Getreide-Arten zählt man zur Familie der Gräser mit einsamigen Früchten. Erst etwa ab dem 6. Jahrtausend v. Chr. begann man in Mesopotamien, Gräser, die besonders nahrhafte Körnerfrüchte trugen, anzubauen. Zur Aussaat wurden die besten, größten und stärksten Körner aus der jeweils vergangenen Ernte ausgewählt. So entstanden immer ergiebigere Getreidesorten. Die Sumerer verwendeten zur Bierproduktion den Emmer, eine frühe Weizenart.

Die wichtigsten Getreide, die wir heute kennen, sind Gerste, Weizen, Roggen, Reis, Hafer und Mais – und aus allen wird irgendwo auf der Welt Bier gebraut. In unseren Breitengraden wird allerdings ausschließlich Gersten- und Weizenbier hergestellt. Das Reinheitsgebot von 1516 wollte es eigentlich noch strenger, denn es schrieb ja vor, nur Gerste zum Bier zu verwenden. Alle, die heute ihr »Weißbier« lieben, werden glücklich sein, daß sich nicht alle Vorschriften des Reinheitsgebotes erhalten haben, denn Weißbier ist ein obergäriges Weizenbier. Untergäriges Bier muß allerdings auch heute noch mit Gerste gebraut werden – lediglich zu obergärigem Bier darf auch anderes Getreide verwendet werden! Die Begriffe »untergärig« und »obergärig« beziehen sich auf bestimmte Vorgänge bei der Bierherstellung, auf die wir noch zu sprechen kommen werden.

Daß Bier als »flüssiges Brot« bezeichnet wird, liegt nahe, nicht nur weil es wie Brot aus Getreide hergestellt wird, sondern weil es ebenso nahrhaft, ursprünglich und gesund ist und weil es (zumindest in Bayern!) eigentlich ein Grundnahrungsmittel ist. Viele der wertvollen Inhaltsstoffe des Bieres stammen vom Getreide: z. B. Mineralien und Vitamine. Das Getreide sorgt sogar für Stoffe im Bier, die es gar nicht enthält! Das klingt geheimnisvoll, die Lösung aber ist ganz einfach. Dazu in einem späteren Kapitel mehr.

Übrigens: Ein »altes« Getreide, der Dinkel, eine ursprüngliche Weizenart, erlebt heute wieder eine Renaissance. Dinkel wurde schon von Hildegard von Bingen als das gesündeste und heilsamste Nahrungsmittel überhaupt angesehen – natürlich auch in Bierform. Mittlerweile gibt es wieder einige Brauereien, die auch Dinkelbier brauen.

Hefe

Wir haben schon vom Körper, von der Seele und dem Blut des Bieres gesprochen – um in diesem Bild zu bleiben: Die Hefe ist der »Geist des Bieres«. Sie sorgt für den Alkohol und das Prickeln im Bier – das Bier wird von der Hefe erst zum Leben erweckt. Ohne sie gäbe es kein Bier, sondern lediglich einen faden Getreidesaft.

Strenggenommen ist die Hefe für die Bierherstellung kein Rohstoff, sondern lediglich ein Hilfsstoff. Schon immer wurde zum Bierbrauen Hefe benötigt, doch noch vor 200 Jahren wußte kein Bierbrauer, daß er Hefe verwendete! Wie kam dann die Hefe seit 10 000 Jahren ins Bier, wenn kein Braumeister sie absichtlich hinzufügte?

Bei den ersten Steinzeitbieren spielte der Zufall wohl die größte Rolle – aber gar so groß mußte der Zufall gar nicht sein, denn Hefepilze und Sporen sind »ubiquitär«, d. h. sie sind überall zu finden: Im Boden, auf Pflanzen, selbst am und im menschlichen Körper. Es ist also beinahe unvermeidlich, daß sich in stehendem Getreidewasser Hefepilze ansiedeln und dort schließlich ihr Werk verrichten.

Bei den Sumerern gingen die Bierbrauerinnen bereits systematischer vor: Sie setzten das Bier mit etwas Brot an, in dem reichlich Hefe vorhanden war. Die Germanen hatten – wie Plinius d. Ä. berichtet – eine etwas andere Methode; sie verwendeten Bierschaum als Gärungsmittel. Und noch eine andere Methode, die den meisten von uns wohl etwas unappetitlich erscheinen wird, funktioniert: Odin, der berühmt-berüchtigte Gott der germanischen Mythologie, spuckte in den Gerstensaft, um die Gärung einzuleiten – so wie es beim japanischen Reisbier, Sake, und dem afrikanischen Hirsebier, Pombe, noch heute gemacht wird.

Hierzulande verzichtete man seit Odins Zeiten auf diese Technik, doch es wurde eine interessante Beobachtung gemacht: Dort wo auch Brot gebacken wurde – also bei den Bäckern und in den Küchen der Mönche – gelang das Bier besonders gut, während überall sonst das Bier bei neun von zehn Versuchen sauer wurde. Heute wissen wir, warum das so ist: Die Hefesporen, die beim Brotbacken natürlich vermehrt auftreten, ließen sich auf dem Sud nieder und bewirkten die Gärung.

Erst im 19. Jahrhundert wurde die Hefe entdeckt. Dieses Verdienst kommt dem berühmten französischen Mikrobiologen Louis Pasteur (1822–1895) zu, der herausfand, daß einzellige Mikroorganismen – die Hefepilze – für die Gärung verantwortlich sind. Er schuf auch die wissenschaftlichen Grundlagen für die Züchtung und Anwendung in Medizin und Nahrungsmitteltechnologie.

Was ist Hefe eigentlich genau? Die Hefe ist ein Pilz, natürlich keiner, wie man ihn im Wald sammelt, sondern ein mikroskopisch kleiner Einzeller. Es gibt eine große Anzahl unterschiedlicher Hefen. Die meisten gezüchteten Hefen gehören zur Gattung *Saccharomyces* (was in etwa »Zuckerpilze« bedeutet). Die verschiedenen für das Bier verwendeten Varianten der Hefe tragen sogar das lateinische Wort für Bier in ihrem biologischen Namen: *Saccharomyces cerevisiae*. Jede Hefe bildet ihre besonderen Geschmacksstoffe und trägt damit zur Eigenart eines jeden Bieres bei.

Hefen spielen aber nicht nur für die Gärung und den Geschmack eine entscheidende Rolle, sie sind darüber hinaus auch für einen großen Teil der positiven Wirkungen des Bieres auf die Gesundheit verantwortlich, denn erst die »Arbeit« der Hefe läßt Alkohol entstehen, über dessen gesundheitliche Aspekte noch ausführlich zu sprechen sein wird. Auch alkoholfreie Biere werden übrigens mit Hefe gebraut. Der Alkohol muß dem Bier dann in einem weiteren Schritt wieder entzogen werden.

Die vier Grundstoffe zeigen schon, daß für die Herstellung von Bier recht gesunde Zutaten verwandt werden. Doch wenn wir das fertige Bier einer genaueren Betrachtung unterziehen, finden wir noch eine ganze Reihe anderer wichtiger Stoffe.

■ Mineralstoffe und Spurenelemente

Mineralstoffe kommen in der Natur vor allem als »Salze« (unser Kochsalz, Natriumchlorid, ist nur eines von vielen Salzen) vor und müssen mit der Nahrung zugeführt werden. Mineralstoffe sind für das reibungslose Funktionieren sämtlicher Stoffwechselvorgänge unentbehrlich. Ein Mangel an Mineralstoffen wirkt sich negativ auf die Gesundheit und das Wohlbefinden aus. Auch »Alltagsbeschwerden« wie Kopfschmerzen oder Erschöpfung können mitunter auf einen Mangel an Mineralstoffen oder einen unausgeglichenen Mineralstoffhaushalt zurückgehen.

Während der menschliche Organismus Mineralstoffe wie Natrium, Kalzium, Kalium, Phosphor, Schwefel und Chlor in etwas höheren Mengen benötigt, braucht er nur winzige Mengen sogenannter Spurenelemente. Zu den Spurenelementen gehören u. a. Eisen, Kupfer, Mangan oder Zink. Obwohl wir von diesen Elementen wie gesagt nur winzige, kaum meßbare Mengen benötigen, sind auch diese Spurenelemente lebensnotwendig!

Und die gute Nachricht für alle Biergenießer ist: Bier enthält Mineralstoffe und Spurenelemente in großer Menge und in einem besonders ausgewogenen Verhältnis. Die in der folgenden Tabelle angegebenen Inhaltsstoffe beziehen sich auf einen Liter deutsches Pilsener Lagerbier – die Liste ist natürlich nicht vollständig, aber sie zeigt: Bier hat es in durchaus positivem Sinne in sich.

	Substanz	Menge
Vitamine	–	ca. 0,01 g
	B1 (Thiamin)	0,029 mg
	B2 (Riboflavin)	0,336 mg
	B3 (Pantothensäure)	1,490 mg
	B6 (Pyridoxin)	7,738 mg
	PP (Niacin)	0,619 mg
	H (Biotin)	0,146 mg
Mineralstoffe[1]	–	ca. 2 g
	Calcium	35 mg
	Chlorid	174 mg
	Eisen*	0,12 mg
	Kalium	518 mg
	Kupfer*	0,10 mg
	Magnesium	98 mg
	Mangan*	0,16 mg
	Natrium	33 mg
	Phosphor	319 mg
	Sulfat	168 mg
	Zink*	0,06 mg
Sonstige	–	ca. 998 g
	Wasser	920 g
	Alkohol	40 g
	Kohlenhydrate	28 g
	Protein	5 g
	Kohlendioxid	5 g

[1] Die Spurenelemente sind mit einem Sternchen (*) gekennzeichnet

Calcium macht immerhin 1,5% unseres Körpergewichtes aus, ist also ein wesentlicher Bestandteil unseres Organismus. Das meiste Calcium findet sich in den Knochen (und Zähnen). Das freie Calcium ist unter anderem auch für die

Blutgerinnung und die Funktion von Nerven und Muskeln wichtig. Darüber hinaus wirkt es allergischen Reaktionen entgegen.

Chlor (Chlorid) ist unter anderem für die Flüssigkeitsverteilung innerhalb und außerhalb der Zellen verantwortlich und ist als Bestandteil der Magensäure auch an der Verdauung beteiligt. Sportler oder Menschen, die stark schwitzen, benötigen eine höhere Zufuhr.

Eisen, eines der wichtigsten Spurenelemente, ist ein wesentlicher Bestandteil der roten Blutkörperchen. Die Eisenatome des Blutfarbstoffs (Hämoglobin) binden den Sauerstoff. Außerdem wird Eisen für die Bildung verschiedener Stoffe benötigt, die an lebensnotwendigen Körperfunktionen beteiligt sind. Die Eisenaufnahme wird durch Vitamin C gefördert. Eisenmangel, der insbesondere bei Frauen relativ häufig vorkommt, kann zu Anämie (Blutarmut) mit vermindertem Blutfarbstoff und verkleinerten roten Blutkörperchen sowie zu Appetitlosigkeit, Müdigkeit und Leistungsabfall führen.

Kalium ist einer der wichtigsten Elektrolyte in allen Körperzellen. Dieses Element spielt bei der Regulation des Wasserhaushalts eine entscheidende Rolle und wird bei der Nerven- und Muskelarbeit benötigt. Außerdem ist Kalium Bestandteil der Verdauungssäfte des Magen-Darm-Traktes und beeinflußt die Herztätigkeit. Kaliummangel, wie er zum Beispiel durch Erbrechen oder Durchfall oder auch durch einen zu hohen Kochsalzkonsum entstehen kann, führt zu Herzmuskelschäden, Muskelerschlaffung, niedrigem Blutdruck, Appetitlosigkeit, Pulsunregelmäßigkeiten und Verstopfung. Bier enthält relativ viel Kalium (1 Liter deckt 15% des Tagesbedarfs) und ist gleichzeitig natriumarm – eine für unsere Gesundheit nicht uninteressante Kombination!

Kupfer, ein Spurenelement, ist in den roten Blutkörperchen enthalten und hat einen entscheidenden Einfluß auf die Sauerstoffversorgung und das Abwehrsystem des Körpers. Mangelerscheinungen führen zu Blutarmut und damit auch zu Störungen der Knochenbildung und der Hautpigmentierung.

Magnesium ist für den Aufbau von Knochen und Zähnen wichtig und spielt für die Funktion von Muskel- und Nervenzellen eine große Rolle. Magnesium hemmt ferner die Blutgerinnung und schützt vor Thrombosen und Infarkten. Nicht zuletzt ist Magnesium auch maßgeblich an der Erhaltung der Immunabwehrkräfte beteiligt.

Mangan ist ein Spurenelement. Es ist vor allem an der Entgiftung des Körpers beteiligt und unterstützt die körpereigene Abwehr.

Natrium ist notwendig für die Regulation des Wasserhaushaltes und die Nervenleitfähigkeit. Natrium ist zwar sehr wichtig für unseren Organismus, doch da praktisch alle Speisen Natrium in Form von Kochsalz (Natriumchlorid) enthalten, nehmen wir eher zuviel als zu wenig Natrium auf. Zuviel Natrium führt jedoch zu krankhaften Ansammlungen von Gewebsflüssigkeit (Ödemen) und ist an der Entstehung von Bluthochdruck beteiligt. Bier enthält sehr wenig Natrium und eignet sich daher auch für eine natriumarme Diät.

Phosphor ist ein wichtiger Bestandteil des menschlichen Skeletts. Insbesondere bei Prozessen der Energiegewinnung und Energieumwandlung wie auch für die Gehirn- und Nerventätigkeit ist Phosphor von Bedeutung.

Schwefel (Sulfat) ist ein wichtiger Baustein von vielen Aminosäuren.

Zink, ein weiteres Spurenelement, beeinflußt das Immunsystem und den Eiweiß- und Kohlenhydratstoffwechsel, ist an der Bildung des Hormons Insulin beteiligt und spielt eine wichtige Rolle bei der Wundheilung. Durch Streß und einseitige Ernährung kann es zu Zinkmangel kommen, was Appetitlosigkeit, Haarausfall, eine erhöhte Infektionsanfälligkeit und eine verschlechterte Wundheilung zur Folge haben kann. Darüber hinaus kann Zinkmangel auch zu einer Verschlechterung des Geruchs- und Geschmacksempfindens führen.

■ *Vitamine*

Ebenso wichtig wie Mineralstoffe und Spurenelemente sind die Vitamine, die für eine Vielzahl von lebensnotwendigen Körperfunktionen eine entscheidende Rolle spielen. Eine schleichende Unterversorgung mit Vitaminen wird anfangs selten bemerkt, da Beschwerden wie Schlafprobleme, Müdigkeit, depressive Verstimmungen und immer wieder auftretende Infektionskrankheiten selten mit einem Vitaminmangel in Zusammenhang gebracht werden.

Die Forschungsergebnisse der letzten Jahre deuten immer stärker darauf hin, daß eine gute Vitaminversorgung nicht nur hervorragend dazu geeignet ist, Erkrankungen wie Verdauungsstörungen, Hautentzündungen, Infektionen, Nervenstörungen, Zahnfleischbluten, Arteriosklerose usw. vorzubeugen, sondern daß Vitamine unser Leben verlängern, das Immunsystem kräftigen und sogar die Heilung von so schweren Erkrankungen wie Krebs wirksam unterstützen können. Vor allem aber für ältere Menschen, für Streßgeplagte, Sportler, Kinder, Schwangere,

Raucher und Menschen, die sich einseitig ernähren, ist eine ausreichende Vitaminversorgung äußerst wichtig.

Bier enthält viele verschiedene Vitamine, besonders die Vitamine des B-Komplexes.

Thiamin (Vitamin B_1) sichert den vollständigen Zuckerabbau in der menschlichen Zelle und fördert die Übertragung der Nervenbefehle an die Muskeln. Vitamin B_1 ist ferner für die normale Funktion von Herz und Darm verantwortlich. Bei Thiaminmangel kann es zu Verdauungsstörungen, Müdigkeit und Gedächtnisstörungen kommen.

Riboflavin (Vitamin B_2) unterstützt den Stoffwechsel von Kohlenhydraten, Fetten und Eiweißen und ist vor allem während der Wachstumsphase von Bedeutung. Die Riboflavin-Konzentration im Auge ist besonders hoch, weil auch die Sehfähigkeit von diesem Vitamin abhängig ist. Riboflavinmangel kann zu Hautentzündungen, spröden Fingernägeln und Blutarmut führen.

Pantothensäure (Vitamin B_3) ist wichtig für den Protein-, Kohlenhydrat- und Fettstoffwechsel; seine genaue Wirkungsweise ist noch wenig erforscht.

Niacin (Vitamin B_5) wird für den Aufbau vieler wichtiger Enzyme benötigt. Es repariert geschädigte Zellen und sichert die Verdauungs- und die Nervenfunktionen. Ferner verhindert es ein Verklumpen der roten Blutkörperchen. Bei Niacinmangel kommt es zu Veränderungen der Magen-Darm-Schleimhaut und damit zu Durchfall und Erbrechen und in der Folge auch zu Schwindelgefühlen und Depressionen.

Pyridoxin (Vitamin B_6) ist für den Eiweißstoffwechsel und die Bildung der Gallensäure, des Blutfarbstoffs Hämoglobin sowie einiger Hormone zuständig. Pyridoxinmangel führt zu Niedergeschlagenheit, Müdigkeit und einer erhöhten Infektanfälligkeit sowie zu Hautveränderungen.

Biotin (Vitamin H) ist notwendig für die Bildung von Fettsäuren und spielt eine wichtige Rolle bei der Umwandlung von Kohlenhydraten in Energie.

■ *Und…*

Eine Vielzahl weiterer gesunder Stoffe finden sich im Bier. Die wichtigsten sollen hier kurz beschrieben werden:

Kohlenhydrate liefern Energie für alle Stoffwechselvorgänge. Kohlenhydrate entstehen in Pflanzen bei der Photosynthese aus Kohlendioxid und Wasser; der menschliche Organismus kann sie nicht selbst aufbauen, sondern nur zu Glucose (Zucker) umbauen. Insbesondere die Muskeln benötigen ausreichend Kohlenhydrate. Bei einem Kohlenhydratmangel lassen die Leistungsfähigkeit, die Reaktionsgeschwindigkeit, die Konzentration, das Gedächtnis und die Steuerung der Muskulatur nach. Bier enthält über 40 verschiedene, leicht verdauliche Kohlenhydrate.

Proteine sind aus Aminosäuren aufgebaut, den Grundbausteinen des Lebens. Es gibt hochwertige und weniger hochwertige Proteine. Hochwertige Proteine enthalten vor allem essentielle, d. h. lebensnotwendige Aminosäuren, die der menschliche Organismus nicht selbst aufbauen kann. Bier enthält zwar nur 0,5% Proteine, doch dafür sind diese besonders hochwertig: Alle essentiellen Aminosäuren sind vertreten.

Lupulin ist eine psychisch wirksame Substanz, die aus den Hopfenblüten stammt. Lupulin wirkt beruhigend und schlaffördernd und spielt für die positiven Wirkungen des Bieres eine wichtige Rolle.

Kohlendioxid (»Kohlensäure«) macht das Bier nicht nur prickelnd und erfrischend, es regt auch die Durchblutung der Mundschleimhaut und den Magen an, fördert die Ausscheidung harnpflichtiger Stoffe und wirkt sich leicht aktivierend auf das Atemzentrum aus.

Alkohol

Der wohl interessanteste und gleichsam umstrittenste Bestandteil des Bieres ist aber der Alkohol. Er hat zahlreiche Wirkungen auf Körper und Psyche – positive und negative. Es ist unumstritten, daß der Genuß von Alkohol Gefahren birgt: Er kann alle inneren Organe, insbesondere aber Leber und Gehirn schädigen und zu schwerer körperlicher Abhängigkeit führen. Über das Problem des Alkoholmißbrauchs wird im Kapitel »Auf die Dosis kommt es an« noch näher eingegangen.

Die bekannten negativen Wirkungen des Alkohols lassen allerdings manchmal vergessen, daß sich Alkohol – richtig dosiert – sehr positiv auf die Gesundheit auswirkt, besonders dann, wenn man ihn in Form von Bier zu sich nimmt. Das hat mehrere Gründe. Zum einen wird der Alkohol zusammen mit viel Wasser zugeführt, was verhindert, daß der Alkohol die Magenschleimhaut allzusehr reizt. Positiv wirkt sich auch die ausgewogene Mischung von Vitaminen, Mineralstoffen und Spurenelementen, wie sie im Bier vorliegt, aus. Der dritte Faktor sind die hochwertigen Proteine, Enzyme und Kohlenhydrate im Bier, die die positiven Wirkungen des Alkohols zusätzlich verstärken.

Während die Wissenschaft den Genuß von Alkohol früher ausschließlich negativ bewertete, hat sie nach und nach eine differenziertere Beurteilung entwickelt. Eine wahre Flut wissenschaftlicher Arbeiten zum Thema »Alkohol und Gesundheit« wurde bisher veröffentlicht, allein 1989 waren es 3000 Untersuchungen. Einige dieser Studien haben dazu beigetragen, die Wirkungen des Alkohols auf den menschlichen Organismus in einem neuen Licht zu sehen. Berühmt geworden sind die Studien von Framingham, Kaiser-Permanente, Honolulu, Alameda County oder Puerto Rico, auf deren Ergebnisse wir im Laufe diese Buches noch des öfteren eingehen werden. Die wichtigsten Ergebnisse stammen aus Langzeituntersuchungen, die teilweise bereits in den 50er Jahren begannen.

Frühere Untersuchungen hatten sich einseitig auf die negativen Auswirkungen eines übermäßigen Alkoholkonsums konzentriert. Die untersuchten Personen waren in der Regel Alkoholiker. Und in der Tat konnte eindeutig festgestellt werden, daß der Genuß großer Mengen Alkohol den gesamten Organismus schädigt, die Lebenserwartung und die Lebensqualität senkt, die Infektanfälligkeit erhöht und die Tumorentstehung begünstigt.

Die Forscher (zumindest in den USA) konnten damals kaum zu anderen Ergebnissen kommen, denn für Forschungsprojekte über die positiven Wirkungen von Alkohol auf die Gesundheit gab es keine staatlichen Fördergelder!

So blieb es eine ganze Weile unbemerkt, daß der amerikanische Biologe Raymond Pearl bereits 1926 (zu einer Zeit, als in den USA die Prohibitionsgesetze galten, die sowohl die Alkoholproduktion als auch den Alkoholkonsum verboten) nachgewiesen hatte, daß sich geringe Mengen Alkohol durchaus vorteilhaft auf die Gesundheit auswirken. Statistisch haben sowohl der Genuß großer Mengen Alkohol als auch völlige Abstinenz u.a. eine geringere Lebenserwartung zur Folge!

Doch erst Anfang der 80er Jahre begann die Fachwelt aufzuhorchen, als nämlich die amerikanischen Forscher Klatsky, Friedman und Siegelaub die Ergebnisse der über 10 Jahre lang durchgeführten Untersuchungen im Rahmen des Kaiser-Permanente Medical Care Program vorstellten. Diese groß angelegte Studie untersuchte über 10 Jahre hinweg die Trinkgewohnheiten und die Gesundheit von 36 000 Menschen. Als die Wissenschaftler ihre Daten auswerteten, war das Ergebnis eindeutig: Der tägliche Genuß von geringen Mengen Alkohol ist wesentlich gesünder – und das betrifft alle Organsysteme – als völlige Abstinenz.

Viele Wissenschaftler blieben vorerst jedoch skeptisch. Waren die Resultate der Kaiser-Permanente-Studie verläßlich? Konnte denn wahr sein, was nicht wahr sein durfte? Konnte es denn wirklich sein, daß Alkoholgenuß gesund sein kann – gesünder sogar als Abstinenz?

Immerhin wurden in den 80er Jahren einige Forschungsvorhaben angeregt, deren Ergebnisse in den 90er Jahren präsentiert wurden. Die umfangreichste Untersuchung lief jedoch schon geraume Zeit und wurde im Rahmen der American Cancer Prospective Study, einer Studie über Krebs, vorgenommen. Die Wissenschaftler P. Boffetta und L. Garfinkel hatten die Daten von fast 300 000 US-Bürgern ausgewertet, die ab 1959 regelmäßig auf ihre Trinkgewohnheiten und ihren Gesundheitszustand hin untersucht worden waren. Und wieder dokumentierten die Ergebnisse den positiven Effekt eines moderaten Alkoholkonsums. Zahlreiche Folgeuntersuchungen bestätigten die Analysen von Boffetta und Garfinkel.

Der publikumswirksamste von allen wissenschaftlichen Beiträgen zum Thema Alkohol und Gesundheit war jedoch mit Sicherheit der Artikel der beiden französischen Forscher Renaud und Lorgeril, der 1992 in der hochangesehenen englischen Medizinerzeitschrift Lancet erschien. Die beiden Franzosen hatten Daten der Weltgesundheitsorganisation WHO und der OECD zum Verhältnis zwischen dem Verzehr verschiedener Nährstoffe und koronarer Herzkrankheit untersucht. Dabei stellte sich heraus, daß das Herzinfarktrisiko in Frankreich besonders niedrig ist, obwohl die Menschen ausgerechnet hier über die Nahrung viel gesättigte Fettsäuren zu sich nehmen, was als einer der entscheidenden Risikofaktoren für die koronare Herzkrankheit gilt.

Die Forscher hatten für das sogenannte »französische Paradoxon« eine interessante Erklärung, die die Öffentlichkeit aufhorchen ließ: Die Franzosen sind bekanntermaßen die »Weltmeister« im Rotweintrinken – Rotwein, so die Wissenschaftler, schütze die Franzosen vor Herzinfarkt! Diese Nachricht schlug natürlich ein wie eine Bombe. Der Alkohol und die Inhaltsstoffe des Weines waren scheinbar ein ideales Mittel gegen Herzinfarkt. Andere alkoholische Getränke erachtete man als weniger wirksam.

Doch schon bald gab es Stimmen, die die gesamten französischen Ernährungsgewohnheiten – insbesondere den Verzehr von viel Gemüse – für das französische Paradoxon verantwortlich machten. Und Prof. Ulrich Keil vom epidemiologischen und sozialmedizinischen Institut an der Universität Münster konnte schon im selben Jahr nachweisen, daß Bier bei ansonsten vergleichbarer Ernährung dieselben positiven Effekte wie Rotwein hatte.

Heute ist es nahezu unbestritten, daß ein mäßiger Alkoholkonsum gesund ist. Das spiegelt sich auch in den Beiträgen einer wissenschaftlichen Tagung der Deutschen Akademie für Ernährungsmedizin wider, die zwischen dem 28. und 30. August 1997 in Freiburg stattfand. 35 namhafte Wissenschaftler aus ganz Deutschland sprachen zum Thema »Alkohol und Ernährungsmedizin« und insbesondere über die Wechselwirkung zwischen Alkohol und den übrigen Inhaltsstoffen des Bieres.

Zwei Ergebnisse sind besonders interessant. So zeigte sich erstens, daß der maximale Blutalkoholspiegel beim Genuß von Bier deutlich niedriger liegt als beim Genuß anderer Getränke mit vergleichbarem Alkoholgehalt. Der Alkohol des Bieres wird vom Körper langsamer aufgenommen und kann deshalb nicht so leicht schädliche Konzentrationen erreichen. Und zweitens konnten die Wissenschaftler darauf verweisen, daß der Vitamingehalt des Bieres besonders dazu geeignet ist, den negativen Wirkungen des Alkohols entgegenzuwirken.

Die Tagung schloß mit der einmütig bestätigten Erkenntnis: Alkohol in Maßen genossen ist gesund – und das gilt besonders für Bier!

Der durchschnittliche Alkoholgehalt verschiedener Biersorten

	Alkoholgehalt
Bockbier	Über 6%
Weißbier	5,1%
Lager	4,2%
Pils	4,8%
Kölsch	4,9%
Alt	4,8%

Eins + Eins = Drei

Die positiven Eigenschaften der einzelnen Inhaltsstoffe lassen bereits ahnen, wie gesund Bier sein kann. Doch es kommt nicht nur auf die einzelnen Inhaltsstoffe an, sondern auch auf die spezifische Form ihrer Zusammensetzung zu einem Ganzen: So wie viele kleine Zahnrädchen, Schräubchen und andere geheimnisvolle Teilchen erst richtig zusammengesetzt die Funktionen einer Uhr zu erfüllen in der Lage sind. Auf ganz ähnliche Weise erweist sich auch die Naturmedizin oft als erstaunlich hilfreich, gerade in Fällen, bei denen die Schulmedizin versagt. Das Zusammenspiel Hunderter von Substanzen in einem Naturstoff kann die Chemie bei allem wissenschaftlichen Fortschritt nicht vollständig erklären, verstehen oder gar nachbilden.

Auch die verschiedenen Inhaltsstoffe des Bieres können nicht unabhängig voneinander betrachtet werden: So ist Bier beispielsweise reich an Magnesium und enthält gleichzeitig wenig Kalzium und Natrium – und gerade diese Kombination ist besonders vorteilhaft und beugt sowohl Herzerkrankungen als auch Gallen- und Harnsteinen vor.

Bier ist also trotz der kunstvollen Bearbeitung immer noch ein Naturstoff, in dem über 2000 unterschiedliche Substanzen auf geheimnisvolle Weise zusammenwirken. Das ist das eigentliche Geheimnis des Bieres und seiner positiven Wirkungen auf unsere Gesundheit.

Die Kunst, ein Bier zu brauen

Erfolg beruht im allgemeinen auf dem Wissen, wieviel Zeit zum Erfolg nötig ist.
Charles Baron de Montesquieu

Studium und Intuition

Bier zu brauen gelang bereits den Steinzeitmenschen, aber ein *gutes* Bier zu brauen ist eine große Kunst – auch heute noch. Wer sich Braumeister nennen darf, hat eine jahrelange Ausbildung hinter sich, in der er nicht nur den Umgang mit der modernen Brautechnik kennengelernt, Lebensmittelchemie und Wasserkunde studiert und alle Schritte der Bierentstehung gründlich beobachtet hat, sondern in der er auch ein Gefühl für das Bier, eine Intuition sowie einen ausgeprägten Geschmackssinn entwickeln konnte.

Bevor das Bierbrauen beginnen kann, werden die Zutaten, Wasser, Getreide, Hopfen und Hefe, ausgesucht und auf ihre Qualität geprüft. Für einen Hektoliter (100 Liter) Bier – mit rund 4% Alkoholgehalt und 11% Stammwürze (s. S. 40) – benötigt man etwa:

1,4 Hektoliter Wasser
24 Kilogramm Getreide
200 Gramm Hopfen
600 Gramm Hefe

Das Mälzen

Der erste Arbeitsvorgang bei der Herstellung eines Bieres ist das Mälzen. Die Getreidekörner enthalten eine große Zahl wertvoller Bestandteile – Vitamine, Proteine, Kohlenhydrate und Mineralien. Doch alle diese Schätze liegen fest verschlossen im Inneren des Korns, geschützt durch die harte Hülse, die Spelze. Das Getreide muß für den Brauprozeß also erst einmal aufbereitet werden.

Der erste Schritt besteht darin, das (zuvor gründlich gereinigte) Getreide zwei Tage lang in Wasser einzuweichen, bis es zu keimen beginnt. Die Keimlinge werden dann in Keimkästen umgesiedelt, wo der Keimvorgang fortschreitet. Wenn die Getreidekörner keimen, beginnt eine winzige biologische »Fabrik« in ihnen zu arbeiten: Es entstehen Enzyme, andere Enzyme werden aktiviert und die Kohlenhydrate werden zu einfachen Zuckern abgebaut, die den Keimling ernähren. Er wächst und durchbricht die harte Außenhaut des Korns; dabei werden Eiweiße zu Aminosäuren ab- und organische Phosphate aufgebaut. Wenn dieser Vorgang im Ackerboden abläuft, ist bald ein neuer Getreidehalm zu sehen.

Der Mälzer hat nun erreicht, was er zur weiteren Verwendung des Korns benötigt: Die Inhaltsstoffe des Korns sind nun nicht mehr von der Spelze eingeschlossen, die Stärke, die sich nicht vergären läßt, hat sich in Zucker umgewandelt und neue, wertvolle Stoffe sind entstanden. Der Mälzer ist bei diesem ersten Vorgang jedoch kein passiver Zuschauer, sondern durchaus aktiv beteiligt, denn er steuert den Keimvorgang durch eine genau abgewogene Zufuhr von Feuchtigkeit, Sauerstoff und durch die Kontrolle der Temperatur. Aus dem Getreide ist das sogenannte Grünmalz geworden – nun kann der zweite Schritt des Mälzens erfolgen: das Darren.

Der eingeleitete Keimvorgang muß nämlich rechtzeitig wieder gestoppt werden, da ansonsten die entstandenen Stoffe für den Aufbau der Pflanze aufgebraucht würden. Das Keimen wird unterbrochen, indem das Grünmalz gedarrt, d. h. bei bis zu 80 °C getrocknet wird. Temperatur, Luftfeuchtigkeit und Dauer des Darrens entscheiden darüber, ob das Darrmalz dunkel oder hell wird, und damit, ob ein dunkles oder ein helles Bier entsteht.

Nach dem Darren wird das Malz noch von den Keimlingen gereinigt. Dann ist das Braumalz lagerfest. Es enthält nur noch 3–4% Wasser. Doch die Enzyme, die beim Keimvorgang entstanden sind, die sogenannten Amylasen, ruhen nur, bis sie mit Wasser in Berührung kommen – dann werden sie wieder aktiv.

Das Maischen

Nun beginnt das eigentliche Brauen. Dafür wird zunächst einmal das Braumalz in speziellen Walzenmühlen geschrotet (gemahlen). Das Malzschrot, das aus der Mühle kommt, wird dann vermaischt, d. h. es wird im Maischbottich mit Wasser vermischt und dann auf verschiedene Temperaturen erwärmt, wobei sich auch schwerer lösliche Teile des Braumalzes verflüssigen. Außerdem werden die Enzyme des Malzes wieder aktiv und wandeln nun die restliche unlösliche Stärke in Malzzucker (Maltose) und Eiweiße in wertvolle Aminosäuren um.

Die trübe Mischung wird dann im Läuterbottich in lösliche und unlösliche Bestandteile getrennt – natürlich nicht chemisch, sondern rein physikalisch. Die Treber (die unlöslichen Teile) setzen sich auf dem Boden des Bottichs ab und bilden einen natürlichen Filter. Durch ein Ventil läuft dann die klare Flüssigkeit ab – wobei sie vom Braumeister an der Durchlaufkontrolle auf Qualität und Reinheit geprüft wird. Diese Flüssigkeit nennt man Würze.

Das Biersieden

Die Würze läuft aus dem Läuterbottich in die Sudpfanne. Hier kommt nun zu Wasser und Malz der dritte Grundstoff des Bieres: der Hopfen.

In der Sudpfanne werden Würze und Hopfen gemischt und gekocht. Dabei verdampft Wasser und der Sud wird dicker – solange, bis die vom Braumeister gewünschte Konzentration erreicht ist. Der eingedickte Sud ist die Stammwürze, deren Gehalt an gelösten und vergärbaren Stoffen in Prozent angegeben wird. Der Stammwürzegehalt bestimmt, wieviel Alkohol das fertige Bier schließlich haben wird. Als Faustregel gilt:

Stammwürzegehalt geteilt durch 3 gleich Alkoholgehalt des Bieres.

Bevor dem Bier der Geist eingehaucht wird – bevor es also zur Gärung kommt –, wird die Stammwürze jedoch nochmals geklärt, beim Kochen ausgefällte Eiweißteile, sowie Hopfenrückstände werden größtenteils entfernt.

Wie kommt der Alkohol ins Bier?

Die geklärte Würze wird nun abgekühlt und in die Gärbottiche abgefüllt. Nun geschieht das »Geheimnis der Gärung« – das heute kein Geheimnis mehr ist: Die Hefe, die der Würze in diesem Arbeitsgang hinzugefügt wird, verändert die chemische Zusammensetzung des Gebräus. Insbesondere zwei Stoffe entstehen, die das Bier zu dem prickelnden, belebenden Genußmittel machen, das die Biergenießer so sehr lieben: Die »Kohlensäure« und der Alkohol. Das »Prickeln« im Bier rührt nämlich von dem Kohlendioxid (im Volksmund »Kohlensäure«) her, das die Hefe bei der Gärung produziert – und auch der Bieralkohol ist das Ergebnis der Arbeit der Hefepilze, die den Zucker des Suds in Alkohol umwandeln.

Die Hefepilze vermehren sich und sammeln sich entweder an der Oberfläche oder aber am Boden. Ob die Hefe nach oben steigt oder sich absetzt, hängt aber keineswegs vom Zufall ab – und es macht einen ganz entscheidenden Unterschied. Es gibt nämlich unterschiedliche Hefe-

Arten, die verschiedene Wachstumsbedingungen benötigen und die den grundlegenden Charakter des Bieres bestimmen. Biere, für die eine Hefe verwendet wird, die sich an der Oberfläche sammelt, sind obergärige Biere. Wenn die Hefe auf den Boden sinkt, spricht man von untergärigem Bier, das aufgrund des Reinheitsgebotes in Deutschland stets ein Gerstenbier ist.

Der Gärungsprozeß dauert bei untergäriger Hefe, die am besten bei Temperaturen zwischen 4 und 9 Grad Celsius vergärt, ungefähr eine Woche. Die obergärige Hefe vergärt schneller, bei einer optimalen Wachstumstemperatur zwischen 15 und 20 Grad Celsius.

Ist dieser Prozeß weitgehend abgeschlossen, ist Bier entstanden. Allerdings noch kein wirklich trinkbares Bier, sondern das sogenannte »Jungbier«. Das Jungbier muß nun erst noch einige Tage (obergäriges Bier), bzw. Monate (untergäriges Bier) reifen und nachgären – dann wird es noch einmal gefiltert und endlich (!) in Flaschen und Fässer abgefüllt.

Heilmittel Bier

Der Reichtum besteht nicht im Besitz von Schätzen, sondern in der Anwendung, dic man von ihnen zu machen versteht.

Napoleon I.

Vorurteile

So beliebt Bier bei den Deutschen auch ist, es gibt noch immer einige Vorurteile gegenüber diesem Genußmittel, die so manchen Bierliebhaber dazu gebracht haben, schweren Herzens auf sein tägliches Bierchen zu verzichten. Praktisch alle diese Vorurteile können mittlerweile widerlegt werden – mit Fakten und harten wissenschaftlichen Daten.

Das weit verbreitete Vorurteil, daß Bier prinzipiell ungesund ist, kann inzwischen als überholt gelten: Die wertvollen Inhaltsstoffe des Bieres und die Vorschriften des Reinheitsgebotes legen nahe, daß von einem maßvollen Biergenuß durchaus positive Wirkungen zu erwarten sind. Zahlreiche wissenschaftliche Untersuchungen, von denen wir ja schon einige vorgestellt haben (s. S. 34 ff.), untermauern dies mit deutlich sprechenden Zahlen.

Ein anderes Vorurteil – wahrscheinlich das am weitesten verbreitete überhaupt – ist die irrige Annahme, daß Bier dick macht. Ein etwas zu wohlgerundeter Bauch wird allenthalben auch gerne »Bierbauch« genannt – was ja wohl die Annahme voraussetzt, daß der Bauch auf den Biergenuß des Bauchträgers zurückzuführen ist.

Aber macht Bier wirklich dick? Wenn man die

Energiegehalt verschiedener Getränke (pro Liter)

Bockbier	600 kcal
Weißbier	460 kcal
Lager	420 kcal
Pils	440 kcal
Kölsch	440 kcal
Alt	430 kcal
Limonade	450 kcal
Milch	680 kcal
Traubensaft	740 kcal
Wein	770 kcal
Sekt	800 kcal

Inhaltsstoffe des Bieres berücksichtigt und den Kaloriengehalt von Bier mit dem anderer Getränke vergleicht, spricht eigentlich nichts dafür. Nur Mineralwasser, Kaffee und Tee haben weniger Kalorien. Wieso also sollte Bier dick machen?

Im wesentlichen aus zwei Gründen: Zum einen enthält Bier natürlich Kalorien, und wenn diese Kalorien zusätzlich zu einer kalorienmäßig ausgewogenen Ernährung zugeführt werden, entsteht selbstverständlich ein Kalorienüberschuß, der zu einer Gewichtszunahme führen kann. Doch das gilt natürlich auch für jedes andere Nahrungsmittel! Wenn Sie statt des Bieres einen halben Liter Milch trinken, werden Sie ebenfalls zunehmen.

Der zweite Grund, der für das Vorurteil vom Bierbauch verantwortlich ist, besteht darin, daß Bier den Appetit anregt! Vor allem dann, wenn Bier als Aperitif getrunken wird: Es fördert den Speichelfluß und bereitet die Verdauung vor. Wer auf sein Gewicht achten muß, darf sich von diesem Appetitanreger nicht dazu verführen lassen, mehr zu essen.

Doch soviel ist klar: Bier selbst macht nicht dick, und der »Bierbauch« gehört ins Reich der Legende! Nicht nur das: Bier kann sogar beim Abnehmen helfen! Doch dazu später mehr.

Ein paar Vorwürfe, die gegen das Bier erhoben wurden, waren schwerwiegenderer Natur. So ging vor einigen Jahren im Land das Gerücht um, Bier enthalte Hormone wie Östrogen, und führe nicht nur zu Impotenz, sondern lasse Männern sogar Brüste wachsen. Zwar reagierten selbst männliche Biertrinker in Bayern gelassen und deckten sich entgegen der Erwartungen nicht vorsichtshalber mit Büstenhaltern ein – aber das Gerücht hielt sich beharrlich.

Ist auch daran vielleicht etwas Wahres? Ja und nein. Die Legende vom Bier als Brustvergrößerer beruht wahrscheinlich darauf, daß sich im reifen Hopfen tatsächlich gewisse Mengen an Östrogen finden. Doch Bier ist definitiv östrogenfrei! Durch das Trocknen und Kochen des Hopfens während des Brauprozesses werden diese Hormone zerstört. So müssen wir leider all den Damen, die vielleicht hofften, durch eifrigen Biergenuß zu einer größeren Oberweite zu gelangen, diese Hoffnungen rauben – alle anderen Bierfans dürfen sich freuen.

Am schwersten wiegt wohl der Vorwurf, Bier könnte Krebs begünstigen. Doch insbesondere die großangelegte Langzeitstudie der American Cancer Society (Amerikanische Krebs-Gesellschaft) konnte diesen Vorwurf entkräften. Auch das Krebsrisiko sinkt bei mäßigem Alkoholkonsum im Vergleich zur völligen Abstinenz – allerdings steigt es generell bei hohem Alkoholkonsum. In einer weiteren Untersuchung (der berühmten Kaiser-Permanente-Studie) wurde dieser Zusammenhang noch einmal für einzelne Krebsarten bestätigt.

Eine Ausnahme stellt leider Brustkrebs dar. Es gibt Anzeichen dafür, daß Alkohol auch in geringeren Mengen das Brustkrebsrisiko erhöht. Allerdings ist Alkohol an sich, so der Heidelberger Wissenschaftler Dr. med. U. A. Simanowski, keine krebsauslösende Substanz, sondern wirkt als sogenanntes Cokarzinogen, also indirekt. Alkohol führt nämlich zur Bildung freier Radikale, besonders aggressiver Moleküle, die an der Krebsentstehung beteiligt sind. Doch diese Radikale können durch »Radikalfänger«, dazu gehören vor allem Vitamine, neutralisiert werden.

Was bedeutet dies nun im Hinblick auf einen mäßigen Bierkonsum? Erstens: Bier mit seinem hohen Vitamin- und Mineralstoffgehalt stellt ein geringeres Risiko dar als andere alkoholische Getränke. Zweitens: Den möglicherweise negativen Wirkungen eines mäßigen Alkoholkonsums kann man mit einer vitaminreichen Kost begegnen. Die Hypothese, daß Bier Krebs begünstigt, ist in dieser uneingeschränkten Form also ebenso haltlos. Frauen nach den Wechseljahren sollten jedoch, auch bei geringem Alkoholkonsum, auf eine vitaminreiche Kost achten und vor allem nicht rauchen, denn gerade Rauchen erhöht bei gleichzeitigem Alkoholkonsum das Brustkrebsrisiko beträchtlich.

Immer wieder wird darüber hinaus behauptet, daß Bier sich nicht nur auf die Gesundheit, sondern auch auf die menschliche Psyche negativ auswirke, daß Alkohol die Gewalttätigkeit fördere und somit für die hohe Anzahl von Gewaltverbrechen verantwortlich sei. In der Tat vermitteln die Polizeistatistiken eine erschreckende Realität: Über 60% aller Gewaltverbrechen werden unter Alkoholeinfluß begangen! Doch Statistiken dieser Art lassen oft wichtige Details unberücksichtigt. So weisen sie beispielsweise nicht die konsumierten Alkoholmengen aus – man kann aber davon ausgehen, daß im Vorfeld der erfaßten Straftaten in der Regel mehr als nur ein bis zwei Gläser Alkohol konsumiert wurden. Darüber hinaus sagen die Statistiken auch nichts über die Art der zuvor konsumierten Alkoholika aus.

Auch zum Verhältnis von Alkohol und Gewalt ließ die schon zitierte Studie der American Cancer Society erhellende Schlüsse zu. Und wiederum zeigte sich der bekannte Zusammenhang: Sowohl Gewalttaten als auch Unfälle konnten bei maßvollem Alkoholgenuß seltener als bei Abstinenz registriert werden. Mit steigendem

Alkoholkonsum stiegen die Unfallrate und die Häufigkeit von Gewalttaten allerdings rasant.

Der oben aufgeführte Vorbehalt gegen die angeblich negativen Auswirkungen von Bier auf die Psyche ist um so haltloser, als Bier, maßvoll genossen, nicht aggressionsstimulierend sondern entspannend und beruhigend wirkt – also genau gegenteilig! Die Vorurteile, die es leider immer noch gegenüber dem Bier gibt, erweisen sich also bei näherem Hinsehen in ihrer Gesamtheit als wenig gehaltvoll. Das Körnchen Wahrheit, das, wie in allen Vorurteilen, so auch in diesen steckt, ist eine einfache Lebensweisheit: Übermaß ist schädlich – auch beim Bier!

So gesund ist Bier

Läßt man allein die Fakten sprechen, kommt man an der Tatsache einfach nicht vorbei, daß Bier äußerst förderlich für die Gesundheit ist. Natürlich ist Bier auch ein erfrischendes und wohlschmeckendes Genußmittel, aber darüber hinaus wirkt es wohltuend auf den gesamten menschlichen Organismus: Es kann helfen, eine große Zahl Krankheiten und Beschwerden zu lindern sowie Alterserscheinungen und Herzinfarkt vorzubeugen. Kurz: Es ist rundum so gesund, daß man Bier als ein natürliches, sanftes Heilmittel bezeichnen könnte.

Schon im Altertum wußten die Menschen, daß Bier Appetit macht und die Lebensenergien weckt. Wer von einer schweren Krankheit genesen war und nun wieder »aufgepäppelt« werden mußte, dem wurde in der Regel Bier zu trinken gegeben. Selbst wenn der Betreffende noch nicht in der Lage war, feste Nahrung zu sich zu nehmen, so konnte er doch das nahrhafte Bier trinken.

Schon die Tatsache, daß Bier so viele Vitamine, Mineralstoffe und Spurenelemente in einem besonders vorteilhaften und ausgewogenen Verhältnis enthält, macht es so wertvoll bei vielerlei Beschwerden. Geht doch jede Krankheit auch mit einer – und sei es auch noch so kleinen – Veränderung des Stoffwechsels einher, beruht also auf einem Ungleichgewicht der Kräfte, das das Immunsystem schwächt und Krankheitserregern das Leben leicht macht. Bier kann einiges dazu beitragen, wieder ein harmonisches Gleichgewicht herzustellen. Natürlich sind für die positiven Wirkungen des Bieres nicht nur Vitamine und Mineralstoffe verantwortlich – und es sind auch nicht ausschließlich die physischen Wirkungen des Bieres, die es so gesund machen, sondern auch dessen positive Wirkungen auf die Psyche.

Namhafte Wissenschaftler sind der Ansicht, daß eine optimale Versorgung mit Vitaminen und bestimmten Mineralien das Auftreten von Krankheiten fast unmöglich macht. Der zweifache amerikanische Nobelpreisträger Linus C. Pauling vertrat sogar die Theorie, daß der Mensch bei einer optimalen Ernährung im Durchschnitt mindestens 120 Jahre alt werden könne!

Es ist keineswegs abwegig, daß auch Bier lebensverlängernd wirkt. Schon 1926 hatte Raymond Pearl dies für Alkohol generell nachweisen können; für Bier konnten die irischen Wissenschaftler G. Dean, R. MacLennan, H. McLoughlin und E. Shelley einen Zusammenhang zwischen regelmäßigem Genuß und einer überdurchschnittlichen Lebenserwartung bestätigen. Sie hatten die Todesursachen von zwischen 1954 bis 1973 verstorbenen Brauereiarbeitern untersucht – eine Personengruppe, die bekanntermaßen regelmäßig Bier trinkt. Entgegen allen Erwartungen stellte sich heraus, daß die Lebenserwartung der Arbeiter über dem Durchschnitt lag! Kurze Zeit später legte der dänische Wissenschaftler O. M. Jensen eine Studie im Auftrag der International Agency for Research on Cancer vor, die das irische Ergebnis auch für dänische Brauereiarbeiter bestätigen konnte! Bier, so scheint es, verlängert das Leben – zumindest das von Brauereiarbeitern.

Bier kann das Aussehen und die Widerstandskraft der Haut verbessern, die Verdauung fördern, es unterstützt die Blutbildung, wirkt mild entwässernd, senkt den Blutdruck und beugt Arteriosklerose und Herzinfarkt vor. All diese Wirkungen sind durch zahlreiche wissenschaftliche Untersuchungen belegt.

Aber auch bei alltäglicheren Problemen, wie Nervosität, Konzentrations- und Gedächtnisschwäche, Streß oder Schlafstörungen ist Bier ein bewährtes Hausmittel. Denn eine der interessantesten Eigenschaften des Bieres ist vielleicht, daß es anregend und beruhigend zugleich wirkt. Es löst übermäßige Spannungen und verhilft zu einem tiefen Schlaf. Auf der anderen Seite macht es – in der richtigen Dosis – jedoch nicht müde und träge, sondern aktiviert den gesamten Organismus und das Gehirn. Auch der Abbau von Spannungen und Streß kann aktivierend und leistungssteigernd wirken.

Der Weihenstephaner Professor Dr. Piendl hat in einem langen Fachartikel nachgewiesen, daß Bier sogar ein geradezu ideales Sportlergetränk ist. Von welcher Seite man es auch betrachtet: Man kommt an der Einsicht nicht vorbei, daß Bier einfach rundum gesund ist – wenn man es in der richtigen Dosis genießt.

Auf die Dosis kommt es an

»Nur die Dosis macht, daß ein Ding nicht giftig sei.« Theophrastus Bombastus von Hohenheim, alias Paracelsus, hatte ein universell geltendes Gesetz gefunden: Es gibt nichts an sich Nützliches oder Schädliches – alles kann in der rechten Dosis heilsam sein, im Übermaß genossen jedoch schädlich: Was ist natürlicher, lebensnotwendiger als das Atmen? Und doch führt eine übersteigerte Atmung (Hyperventilation) zu Krämpfen und Ohnmacht. Vitamine sind, wie ja schon ihr Name sagt, lebenswichtig – und doch kann ein Übermaß an Vitaminen zu gesundheitlichen Schäden führen.

Selbstverständlich gilt das Gesetz des Paracelsus auch für Bier, wobei die Vitamine und Mineralstoffe im Bier durch Biertrinken nicht überdosiert werden können. Auch die anderen Inhaltsstoffe stellen kein Problem dar – mit einer Ausnahme: Alkohol.

Übermäßiger Alkoholkonsum und insbesondere Alkoholabhängigkeit stellen fürwahr ein gravierendes Problem dar. Jedes Jahr sterben in Deutschland etwa 800 Menschen an allen illegalen Drogen zusammen – an den Folgen von Alkoholmißbrauch sterben mehr als hundertmal soviel! Dabei sind die Opfer von Unfällen und Gewaltverbrechen, die auf übermäßigen Alkoholkonsum zurückzuführen sind, in dieser Statistik noch nicht einmal mitgezählt.

Lange Zeit wurde der Alkoholkonsum – und damit auch der Bierkonsum – von verschiedenen Seiten geradezu verteufelt. Doch ganz so einseitig kann man sich mit dem Thema Alkohol heute nicht mehr auseinandersetzen. Es wurde hier bereits mehrfach auf die zahlreichen wissenschaftlichen Untersuchungen verwiesen, die die Zusammenhänge zwischen dem Auftreten bestimmter Krankheiten wie Arteriosklerose oder Krebs, der Lebenserwartung und der Lebensqualität einerseits und Alkoholkonsum andererseits aufzeigten. Das von der Wissenschaft gesammelte Datenmaterial ergibt in der graphischen Darstellung eine U-Kurve, bzw. eine J-Kurve, d. h. Kurven, die zunächst abfallen und dann wieder ansteigen (bei der J-Kurve verläuft der Anstieg steiler, vgl. S. 48).

In der Grafik wird das Ergebnis all dieser Untersuchungen besonders augenfällig: Bei völliger Abstinenz treten bestimmte Krankheiten häufiger auf, als bei mäßigem Alkoholgenuß. Bei einer bestimmten Menge Alkohol erreicht die Kurve einen Tiefpunkt: Bei dieser Menge ist die Wahrscheinlichkeit, z. B. an einem Herzinfarkt zu sterben, am geringsten und stellt somit die

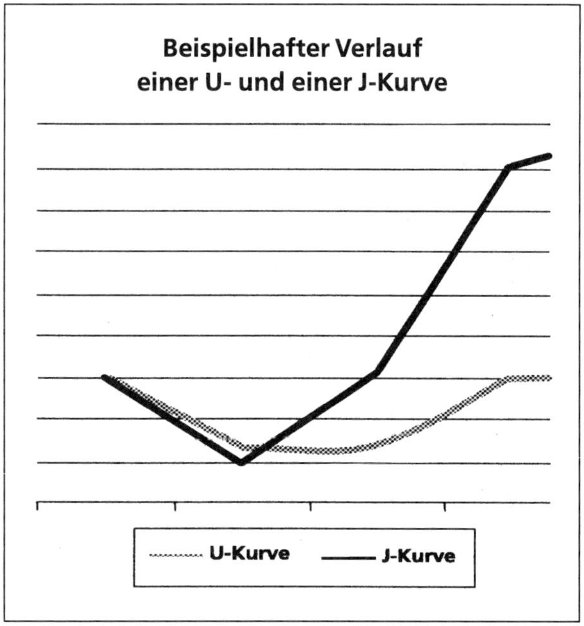

optimale tägliche Alkoholmenge dar. Trinkt man mehr, steigt die Kurve wieder an, erst leicht, dann immer steiler: Das heißt, bei stärkerem Alkoholgenuß nimmt die Krankheitswahrscheinlichkeit wieder zu, bei sehr starkem Alkoholkonsum steigt das Krankheits- und Sterberisiko rapide an. Am gesündesten scheint also wie immer der »Goldene Mittelweg« zu sein.

Wie kommt es nun, daß die Menschen in unterschiedlichen Ländern bei gleichem durchschnittlichen Alkoholkonsum und gleichem Lebensstandard unterschiedliche Lebenserwartungen haben? Im Zusammenhang mit dem »französischen Paradoxon« haben wir bereits darauf hingewiesen, daß natürlich auch die Ernährung eine wichtige Rolle spielt. Eine ebensowichtige Rolle spielen jedoch die auch jeweiligen Konsumgewohnheiten, d. h. *wie* wird der Alkohol konsumiert. Der durchschnittliche Alkoholkonsum sagt ja nichts über das individuelle Trinkverhalten. Und es macht schon einen gewaltigen Unterschied, ob bei einem Durchschnitt von 100 l Bier pro Jahr und Bürger jeder einzelne 100 l trinkt, oder ob 10% der Bürger je 1000 l trinken, während 90% abstinent leben!

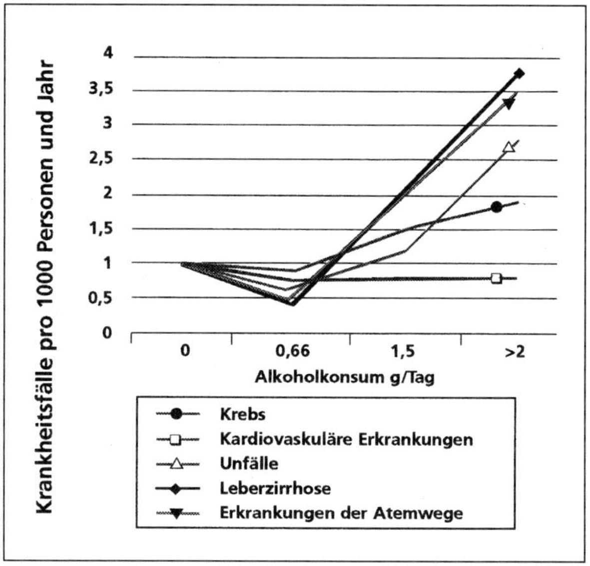

Nicht der Durchschnittswert ist also ausschlaggebend, sondern das Trinkverhalten des einzelnen Konsumenten. Und auch beim einzelnen Biertrinker ist nicht der durchschnittliche Alkoholkonsum für die positiven oder negativen Wirkungen des Bieres entscheidend, sondern das konkrete tägliche Trinkverhalten: 20 Liter Bier pro Monat sind gesund, wenn Sie jeden Tag ein Glas trinken; dieselbe Menge auf die Wochenenden verteilt nicht!

Nun wurde bisher schon häufig über die »richtige Dosis« gesprochen – was aber ist nach heutigem Wissen die richtige Dosis Bier? Als der englische Neurologe Sir Francis Anstie im Jahre 1862 meinte, daß ein Liter Bier pro Tag der Gesundheit am förderlichsten und zuträglichsten sei, traf er damit exakt den heute von der Wissenschaft empfohlenen Wert. Ein Liter Pils pro Tag ist demnach die optimale Bierdosis für einen gesunden Mann in den mittleren Jahren und mit einem Körpergewicht von 80 kg.

Frauen sollten allerdings weniger trinken! Zum einen spielt das oft geringere Gewicht eine Rolle, zum anderen vertragen Frauen Alkohol in der Regel schlechter als der Mann. Das ist nun keineswegs ein frauenfeindliches Vorurteil, sondern eine biologische Tatsache: Frauen produzieren ein bestimmtes Enzym (Alkoholdehydrogenase) in geringerer Menge als Männer. Der Alkohol wird deshalb langsamer abgebaut, und der Blutalkoholspiegel erreicht ein höheres Niveau. Frauen sollten deshalb maximal 2/3 der für Männer empfohlenen Menge trinken, besser noch nur die Hälfte, also rund einen halben Liter Bier pro Tag.

Damit keine Mißverständnisse entstehen: Natürlich ist die Gesamtmenge Alkohol pro Tag entscheidend! Trinken Sie stärkeres Bier, sollten Sie entsprechend weniger trinken. Und natürlich zählen andere, zusätzlich getrunkene alkoholische Getränke mit.

Maximale Tagesdosis
(l/d = Liter pro Tag)

Bier	Alkoholgehalt	Männer	Frauen
Bockbier	>6%	0,6 l/d	0,3 l/d
Weißbier	5,1%	0,7 l/d	0,3 l/d
Lager	4,2%	1,0 l/d	0,5 l/d
Pils	4,8%	0,8 l/d	0,4 l/d
Kölsch	4,9%	0,75 l/d	0,35 l/d
Alt	4,8%	0,8 l/d	0,4 l/d

Eine solche Tabelle liefert natürlich nur Anhaltswerte; es gibt durchaus individuelle Unterschiede. Bei einem geringeren Körpergewicht sollte man weniger Bier trinken. Für Alkoholkranke, Menschen mit schweren Leberschäden, oder für Personen, die bestimmte Medikamente einnehmen müssen, ist natürlich jeder Alkoholkonsum tabu. Auch Schwangere sollten sehr vorsichtig im Umgang mit Alkohol sein. Und selbstverständlich hat Alkohol nichts im Straßenverkehr zu suchen!

Der passionierte Biertrinker wird nun vielleicht über die von der Wissenschaft zugestandene Menge Bier enttäuscht sein. Nur eine Maß Bier? Und vom Bockbier noch weniger? Doch ein Liter Bier ist – vom gesundheitlichen Standpunkt aus – die maximale Tagesdosis, die nicht überschritten werden sollte. Man sollte die empfohlene Menge auch nicht auf einmal, sondern über einen längeren Zeitraum verteilt trinken. Trinken Sie mehr, gehen die positiven Wirkungen verloren – und trinken Sie viel mehr, fügen Sie auf Dauer Ihrer Gesundheit Schaden zu.

Es bleibt dabei: Die Dosis macht das Gift. Und die Dosis macht auch das Heilmittel!

Test: Bin ich alkoholgefährdet?

Trinken Sie *mehr* als 1 l Bier (oder eine entsprechende Menge Alkohol) pro Tag?

Leiden Sie häufiger unter depressiven Verstimmungen?

Hat Sie schon einmal jemand auf Ihren Alkoholkonsum angesprochen?

Hatten Ihre Eltern oder Geschwister jemals Alkohol- oder Drogenprobleme?

Trinken Sie besonders dann Alkohol, wenn Sie unter Streß stehen?

Würde es Ihnen schwerfallen, einen Monat lang keinen Alkohol zu trinken?

Wenn Sie nur eine dieser Fragen mit Ja beantwortet haben, empfehlen wir Ihnen, mit Alkohol sehr vorsichtig umzugehen. Sorgen Sie in jedem Fall dafür, daß Sie auf die letzte Frage mit einem klaren »Nein« antworten können – machen Sie zur Probe doch einmal einen Monat Alkoholpause!

Bier für die Haut

Die Haut ist weitaus mehr als nur die äußere Hülle. Sie ist ein wichtiges und mit über 10% des Körpergewichtes und einer Oberfläche von bis zu zwei Quadratmetern das größte menschliche Organ mit zahlreichen Aufgaben. Die Haut schützt uns gegenüber schädlichen Einflüssen aus der Umwelt, reguliert den Wärmehaushalt, absorbiert Strahlung, ist am Stoffwechsel beteiligt, speichert Fett, Wasser und Vitamine, atmet und vermittelt uns Sinneseindrücke. Unter anderem ist auch der Gesundheitszustand der Haut ein Gradmesser für die Gesundheit, denn er hängt weitestgehend vom physischen, aber auch vom psychischen Gesamtbefinden ab, was bei Hautproblemen immer mit berücksichtigt werden sollte.

Bier ist für die Hautzellen eine wahre Energiequelle, was vor allem am hohen Vitamingehalt, den Hefe und Malz beisteuern, liegt. Insbesondere die Vitamine des B-Komplexes sind für die Haut wichtig. So verbessert zum Beispiel die Pantothensäure (Provitamin B_3), die als »Königin der Hautvitamine« gilt, den Energiestoffwechsel der Hautzellen und aktiviert die Selbstheilungskräfte der Haut. Deshalb enthalten besonders Wund- und Heilsalben, sowie Sonnenbrandlotionen dieses Provitamin.

Ebenso wichtig ist Niacin, das die Haut bei der Collagenbildung unterstützt, die Pigmentbildung beeinflußt und einen Schutz vor UV-Strahlung bietet. Da der Körper die B-Vitamine nicht speichern kann, ist es wichtig, sie täglich zu sich zu nehmen – mit einem Glas Bier stellen Sie Ihrem Körper bereits einen beachtlichen Teil der notwendigen Tagesdosis zur Verfügung. Mit jedem Schluck Bier tun Sie also auch etwas für die Gesundheit Ihrer Haut. Darüber hinaus können Sie aber auch von außen Ihrer Haut helfen, zum Beispiel durch Hautcremes, die Bierhefe enthalten, oder aber mit einem Bier-Pflegebad mit Apfelessig, der ebenfalls ein hervorragendes Mittel zur Hautpflege ist.

Bier-Pflegebad

Mischen Sie 1 Tasse Weißbier, 1 Tasse Apfelessig und 2 EL Milch, fügen Sie einen TL Meersalz hinzu, geben Sie diese Mischung in die Badewanne, und lassen Sie dann das heiße Wasser ein. Die optimale Badetemperatur beträgt 37° C. Ein Vollbad sollte 15 bis höchstens 20 Minuten dauern. Am besten gönnen Sie sich jede Woche ein- bis zweimal ein solches Bad – so wird Ihre Haut gesund und schön bleiben.

Bier für Herz und Kreislauf

Nährstoffe, Vitamine und Sauerstoff müssen, nachdem sie von Magen, Darm oder Lunge aufgenommen wurden, im Körper verteilt werden. Diese Aufgabe übernimmt das Herz, das die Blutflüssigkeit durch das enorm weit verzweigte Netz der Blutgefäße pumpt. Die Venen, in denen das Blut von den Organen zum Herzen zurückfließt, unterstützen seine Arbeit.

Wenn der Bluttransport gestört ist, beispielsweise weil die Arterien verkalkt und verhärtet sind, wird der gesamte Organismus in Mitleidenschaft gezogen. Da das Gehirn den größten Sauerstoffbedarf hat, können Beschwerden wie Müdigkeit, Kopfschmerzen oder Schwindelgefühle Folgen eines gestörten Kreislaufes sein.

Das häufigste Kreislaufproblem ist wohl der Bluthochdruck (Hypertonie). Bier hat bei leichtem Bluthochdruck eine hervorragende Wirkung: Es ist nicht nur ausgesprochen natriumarm, sondern wirkt sogar leicht blutdrucksenkend. Zugleich aktiviert ein mäßiger Biergenuß jedoch den Organismus. Patienten, die blutdrucksenkende Mittel einnehmen, klagen hingegen zunächst oft über einen Leistungsabfall. Bei leichtem Bluthochdruck kann Bier also mitunter besser als Pillen sein.

Die blutdrucksenkende Wirkung ist nicht ausschließlich mit den gefäßerweiternden Eigenschaften des Alkohols zu erklären. Insbesondere Bier bewirkt nämlich darüber hinaus noch eine positive Verschiebung des Elektrolytgleichgewichtes des Körpers: Die Ausscheidung von Magnesium und Kalium wird vermindert, was ebenfalls dazu führt, daß der Blutdruck sinkt. Doch gerade den Blutdruck betreffend ist es äußerst wichtig, die rechte Dosis nicht zu überschreiten. Während nämlich eine geringe Menge Alkohol den Blutdruck senkt, steigt der Blutdruck bei einer höheren Dosis!

Zum Thema »Bier für Herz und Kreislauf« gibt es eine ganze Reihe interessanter wissenschaftlicher Befunde, die beweisen, daß die richtige Dosis Bier ein wahres Lebenselixier sein kann. Besonders intensiv untersuchten die Wissenschaftler den Zusammenhang zwischen dem Auftreten koronarer Herzerkrankungen und den Alkoholkonsumgewohnheiten.

Zur koronaren Herzerkrankung kommt es, wenn der Herzmuskel über die Herzkranzgefäße (Koronararterien) nicht mehr ausreichend mit Sauerstoff versorgt wird. Dies geschieht vor allem dann, wenn die Arterien enger und unflexibler werden – wenn die Gefäße »verkalken«, also bei Arteriosklerose. Insbesondere Bluthochdruck, fettreiche Ernährung, Nikotin und Streß gelten als Hauptursachen der Arteriosklerose.

In wissenschaftlichen Studien zeigte sich nun, daß Alkohol in Maßen genossen eine sehr vorteilhafte Wirkung auf die Arterien und insbesondere die Herzkranzgefäße ausübt. Wiederum stießen die Forscher auf eine deutlich ausgeprägte U-Kurve (s. S. 48). Bier beeinflußt das Lipidprofil (also die Blutfettwerte) und die Blutgerinnung positiv, was sich gemeinsam mit der blutdrucksenkenden Wirkung langfristig gesehen positiv auf das gesamte Gefäßsystem und insbesondere auf die Herzkranzgefäße auswirkt.

Die Arteriosklerose ist die wichtigste und häufigste krankhafte Veränderung der Arterien. Solange das Blut die Arterienverengung halbwegs unbehindert passieren kann, besteht keine akute Gefahr. Wenn Blutkörperchen verklumpen, kann es jedoch geschehen, daß ein durch Arteriosklerose eng und unflexibel gewordenes Blutgefäß verstopft wird – dem versorgten Gewebe wird damit Nahrung und Sauerstoff entzogen und es stirbt ab. Besonders dramatische Folgen hat dies, wenn diejenigen Gefäße verschlossen werden, die den Herzmuskel oder das Gehirn versorgen: Es kommt zum Herzinfarkt bzw. zum Schlaganfall.

Gefährdete Patienten nehmen deshalb Mittel ein, die das Blut dünnflüssiger machen und die Verklumpung von Blutkörperchen verhindern. Doch genau diese Wirkung hat auch der Alkohol im Bier: Er macht das Blut fließfähiger. So überrascht es kaum, daß nahezu alle Untersuchungen zu dem Ergebnis kamen, daß ein maßvoller Alkoholgenuß das Risiko von Herzinfarkt und Schlaganfall deutlich mindert.

Geradezu sensationell ist jedoch das Ergebnis einer Studie, die der neuseeländische Prof. R. Jackson 1992 vorstellte. Während alle bisherigen Untersuchungen schon zeigen konnten, daß ein maßvoller Alkoholkonsum langfristig Herz und Kreislauf schützt, bewies Jackson, daß Alkohol auch eine unmittelbare positive Auswirkung auf das Herz und den Kreislauf hat. Jackson und seine Kollegen untersuchten Patienten, die kurz zuvor einen Herzinfarkt erlitten hatten, und verglichen die Daten mit gesunden Probanden. Im Gegensatz zur bisherigen Schulmeinung, derzufolge 24 Stunden nach Alkoholgenuß ein erhöhtes Risiko für einen Herzinfarkt besteht, konnte Jackson nachweisen, daß gerade diejenigen, die Alkohol getrunken hatten, in den folgenden 24 Stunden am seltensten einen Infarkt erlitten! Ein Gläschen Bier am Abend scheint also tatsächlich auch ganz unmittelbar das Herz zu schützen.

Fazit: Wenn Sie Arteriosklerose, koronaren Herzerkrankungen, Herzinfarkt und Schlaganfall vorbeugen wollen, sollten Sie gegebenenfalls das Rauchen aufgeben, nicht allzu fett, aber mit Genuß essen, sich jeden Tag einen kleinen Spaziergang gönnen und ein bis zwei Gläschen Bier trinken. Wie für alles im Zusammenhang mit ihrer Gesundheit gilt aber auch hier: Lassen Sie sich regelmäßig untersuchen, und besprechen Sie mit Ihrem Arzt, welcher Lebenswandel für Sie der beste ist.

■ *Bier für Verdauung und Stoffwechsel*

Wenn die Verdauung gestört ist, können die über die Nahrung zugeführten Nährstoffe nicht mehr voll verwertet werden. Möglicherweise kommt es dann zu Vitamin- oder Mineralstoffmangel, der auch durch Pillen nicht auszugleichen ist. Eine gesunde Verdauung ist also von größter Bedeutung für die Gesundheit. Manchmal haben Störungen der Verdauungsorgane auch seelische Ursachen, gerade Magenprobleme hängen oft eng mit Streß zusammen.

Ärzte verbieten Patienten mit Magenbeschwerden, einer Gastritis oder gar Magengeschwüren (Ulcus) in der Regel den Verzehr von Alkohol, da Alkohol den Magen reizen und die Probleme verschlimmern kann. Das trifft jedoch auf Bier nicht zu. Beim Trinken von Schnäpsen oder Likören, ja selbst Wein, kommt der Alkohol relativ konzentriert in Kontakt mit der empfindlichen Magenschleimhaut. Bei Bier ist der Alkohol jedoch verhältnismäßig gering konzentriert, was gewährleistet, daß er den Magen nicht reizt. Die anderen Inhaltsstoffe des Bieres üben sogar eher eine positive, beruhigende Wirkung auf die Schleimhaut des Magens aus.

In der bereits mehrfach erwähnten, groß angelegten Kaiser-Permanente-Studie, wurde auch der Zusammenhang zwischen dem Auftreten von Magengeschwüren und Alkoholkonsum untersucht – mit einem Ergebnis, das uns vertraut ist: Die Wissenschaftler fanden erneut eine U-Kurve. Bei Menschen, die mäßig, aber regelmäßig Bier tranken, traten weniger Magenprobleme auf, als bei Vieltrinkern und Abstinenzlern.

Aber nicht nur für den Magen, sondern auch für die gesamte Verdauung hat Bier eine wohltuende Wirkung. Es beschleunigt die Magenentleerung, fördert Verdauung und Resorption der Nahrung und verbessert die Diurese (Harnausscheidung), so daß harnpflichtige Substanzen, die den Körper belasten, schneller ausgeschieden werden, wovon auch die übrigen Verdauungsorgane profitieren. Die Leber wird aktiviert, die Nieren werden besser durchblutet. Nieren- und Gallensteine treten seltener auf, wenn man regelmäßig etwas Bier trinkt.

Bier kann also recht hilfreich sein, Verdauungsproblemen vorzubeugen – am besten genießt man ein kleines Glas, nicht allzu kalt, als Aperitif vor den Mahlzeiten. Bei bestehenden Magen- und Verdauungsproblemen sollten Sie es mit einem »Bierheilmittel«, dem Gewürzbier, versuchen.

Gewürzbier
Zerstoßen Sie 1 TL Anis, Kümmel und Koriander in einem Mörser zu Pulver. Geben Sie die Gewürzmischung zusammen mit ½ Liter Bier in einen Topf und erhitzen Sie die Mischung 5 Minuten lang. Trinken Sie dieses Gewürzbier leicht erwärmt vor und nach den Mahlzeiten.

Eng mit den Bereichen Ernährung und Verdauung verknüpft ist unweigerlich auch der gesamte Themenkomplex Körpergewicht und Gewichtsabnahme. Schlank zu sein entspricht nicht nur dem derzeitigen Schönheitsideal, Übergewicht ist auch von medizinischer Seite als ein Gesundheitsrisiko erkannt worden. Also versuchen viele Menschen ihr Gewicht zu reduzieren. Doch inzwischen dürfte sich herumgesprochen haben, daß auch Diäten nicht immer sinnvoll sind und manchmal ebenso der Gesundheit schaden können. In diesem Zusammenhang wird den Bierfreund eine weitere überraschende Tatsache erfreuen, die das Bier bereithält. Es wurde ja bereits darauf hingewiesen, daß Bier entgegen einem verbreiteten Vorurteil nicht dick macht. Aber mehr als das: Bier kann sogar das Abnehmen unterstützen!

Wissenschaftliche Untersuchungen belegen, daß das Körpergewicht durch maßvollen Biergenuß reduziert werden kann – natürlich nur unter der Voraussetzung, daß man nicht mehr als gewöhnlich ißt. Bier hat nämlich besonders günstige Auswirkungen auf den Fett- und Zuckerstoffwechsel. Wer regelmäßig geringe Mengen Bier zu sich nimmt und sich nicht durch den Appetitanreger Bier dazu verführen läßt, mehr zu essen, wird Fett schneller abbauen und auf diesem Wege auch abnehmen können. Wer also beim Essen maßvoll bleibt, braucht auf den Biergenuß nicht zu verzichten und muß keine Angst um seine schlanke Linie haben.

Lassen wir abschließend zu diesem Thema Prof. Dr. J. Keul von der Medizinischen Universitätsklinik Freiburg zu Wort kommen, der resümierend feststellt, daß der »Bierbauch« keineswegs vom Bier stammt: »Bier hat nur 400 bis 500 Kalorien pro Liter. Andere Lebens- und Eßgewohnheiten haben jedoch vor nahezu 100 Jahren die Meinung aufkommen lassen, daß Dickleibigkeit die Folge von Bier sei. Zwischenzeitlich wurde belegt, daß bei moderatem Bierkonsum das Körpergewicht unverändert bleibt. Nicht selten wird es sogar vermindert, da Alkohol den Fettstoffwechsel anregt.«

Bier für die Psyche

Philosophen und Psychologen, Weise und Wissenschaftler weisen der Seele (griech. psychè) seit jeher eine hohe Bedeutung zu, bisweilen wird ihr sogar Unsterblichkeit unterstellt. Und inzwischen weiß man – unter anderem aus zahlreichen wissenschaftlichen Untersuchungen –, daß die Seele (oder: der Geist, das Bewußtsein und Unterbewußtsein, die Psyche) tatsächlich einen nicht zu unterschätzenden Einfluß auf die Gesundheit ausübt. So haben viele Krankheiten auch seelische Grundlagen, und umgekehrt können sich Krankheiten, die primär den seelischen Bereich betreffen, auch immer auf den Körper auswirken. Unsere Psyche ist also von enormer Bedeutung für unsere Gesundheit: Wer ausgeglichen, zufrieden und gelassen ist, wird in der Regel seltener krank.

Natürlich kann Alkohol auch seelische Probleme schaffen oder verstärken, und Alkoholmißbrauch oder Alkoholismus ist nahezu immer auch Ausdruck eines seelischen Leidens. Doch in der Regel vermag sich Bier auch auf die Psyche positiv auszuwirken. Ein maßvoller Biergenuß kann nämlich dazu beitragen, Streß besser zu verarbeiten, seelische Spannungen zu lösen und insgesamt ausgeglichener zu werden.

Ein wunderbares Plädoyer für die wohltuende Wirkung des Bieres auf die Psyche finden wir bei Thomas Mann (1875–1955): »Ich trinke täglich zum Abendbrot ein Glas helles Bier und reagiere auf diese anderthalb Quart so stark, daß sie regelmäßig meine Verfassung dadurch verändern. Sie verschaffen mir Ruhe, Abspannung und Lehnstuhlbehagen.«

Für die positiven Wirkungen des Bieres auf die Psyche sind vor allem zwei Substanzen verantwortlich: Das Lupulin des Hopfens und der Alkohol. Der Hopfen beruhigt die Nerven und wirkt entspannend auf die Muskulatur. Bier ist also ein mildes, natürliches Beruhigungsmittel, was auch die Arzneimittelindustrie entdeckt hat, die Produkte mit den Wirkstoffen des Hopfens anbietet. Der (geringe) Alkoholgehalt des Bieres ergänzt die Wirkungen des Hopfens in idealer Weise, indem er die Stimmung hebt und die Kommunikationsfähigkeit verbessert.

Auch die geistigen Kräfte profitieren offenbar von einem maßvollen Biergenuß, wie eine großangelegte amerikanische Untersuchung belegt, in deren 20jährigem Verlauf 3800 männliche

Zwillingspaare beobachtet und in regelmäßigen Abständen auf ihre kognitiven Leistungen untersucht wurden. Das Ergebnis wies erneut die aus anderen Untersuchungen bekannte U-Kurve aus: Diejenigen, die täglich eine geringe Menge Alkohol tranken (z. B. 1–2 Glas Bier), erzielten in den IQ-Tests signifikant bessere Resultate als ihre Brüder, die mehr bzw. weniger tranken.

Eine der am bekanntesten und gerne genutzten Eigenschaften des Bieres ist seine schlaffördernde Wirkung – und ein gesunder Schlaf ist eine Grundvoraussetzung für seelische Ausgeglichenheit, geistige und körperliche Leistungsfähigkeit und Gesundheit. Wiederum sind es vor allem Hopfen und Alkohol, die durch ihre entspannende und beruhigende Wirkung das Einschlafen erleichtern. Schon ein kleines Gläschen Bier fördert den gesunden Schlaf. Besonders gut wirkt ein Bier-Honig-Schlaftrunk.

Bier-Honig-Schlaftrunk
Erwärmen Sie 0,3 Liter Bier, und geben Sie einen TL Honig hinzu. Trinken Sie diese Mischung warm und kurz vor dem Schlafengehen.

Um es noch einmal ganz deutlich zu sagen: Mit Bier oder anderen Alkoholika kann man gewiß keine schwerwiegenden seelischen Probleme, Depressionen oder ernsthafte Schlafstörungen beheben. Doch im Normalfall und wenn Sie sich, je nach Größe, nur ein bis zwei Glas Bier pro Tag – und nicht mehr! – gönnen, wird davon nicht nur Ihre körperliche, sondern auch Ihre seelische Gesundheit profitieren.

Bier und Immunsystem

Jeder von uns hat einen »inneren Arzt«, der in der Lage ist, die meisten Krankheiten erfolgreich zu behandeln – das Immunsystem. Die Möglichkeiten, die unserem Körper zur Verfügung stehen, um Bakterien, Viren oder Parasiten unschädlich zu machen, grenzen ans Wunderbare. Dennoch werden wir hin und wieder krank, was daran liegen kann, daß das Immunsystem geschwächt ist – einige Fachleute sind sogar der Ansicht, daß alle Krankheiten allein durch ein geschwächtes Immunsystem zum Ausbruch gelangen, was aber umstritten ist.

Voraussetzung für ein starkes Immunsystem ist natürlich eine ausreichende und ausgewogene Zufuhr der Stoffe, die der Körper benötigt, vor allem Vitamine und Spurenelemente. Als mindestens ebenso wichtig hat sich jedoch die seelische Verfassung herausgestellt: Je positiver, zufriedener, ausgeglichener und glücklicher ein Mensch ist, desto stärker ist in der Regel sein Immunsystem! Streß, Depressionen, Angst, Ärger und andere negative Emotionen schwächen das Immunsystem hingegen unmittelbar.

Bier hilft auf zweierlei Weise, das Immunsystem zu stärken und damit auch Krankheiten vorzubeugen. Zum einen sind natürlich die im Bier enthaltenen Vitamine und Mineralstoffe äußerst günstig für das Immunsystem, zum anderen aber auch die bereits angesprochenen psychischen Wirkungen des Bieres.

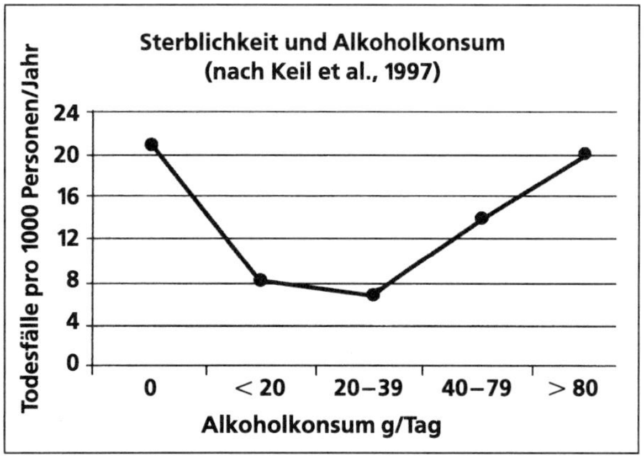

Die direkten Wirkungen auf das Immunsystem können wissenschaftlich zwar nicht so einfach untersucht werden – doch es gibt eine ganze Reihe von wissenschaftlichen Studien, die indirekt den positiven Einfluß nachweisen. Diesen Studien zufolge leiden maßvolle Biertrinker nämlich seltener an Krankheiten, sie werden weniger von chronischen Leiden geplagt und fühlen sich auch subjektiv gesünder als Menschen, die überhaupt nicht oder zuviel trinken.

Bier für Sportler

Nach allem, was Sie bisher schon über Bier wissen, wird es Sie wahrscheinlich nicht verwundern, daß Bier auch ein ideales Getränk für Sportler ist. Zu dieser Ansicht kommt jedenfalls der renommierte Wissenschaftler der Technischen Universität München Prof. Dr. Anton Piendl, der sich intensiv mit den Wirkungen des Bieres auseinandergesetzt hat.

In der Fachzeitschrift »Brauwelt« stellte er in einem langen Artikel dar, daß und warum sich – alkoholfreies – Bier als Sportlergetränk eignet. Er kam zu dem klaren Schluß: »Aufgrund der Herstellung und Zusammensetzung ist das alkoholfreie Bier im besten Sinne des Wortes ein natürliches, reines und sportgerechtes Getränk.«

Für alkoholfreies Bier als ideales Sportgetränk sprechen Prof. Piendl zufolge mehrere Vorteile:

- Bier enthält viel Wasser und ermöglicht es, durch seinen ausgeprägten Geschmack große Mengen Flüssigkeit aufzunehmen, was für den Sportler besonders wichtig ist – es ist wesentlich schwieriger, einen Liter Wasser, als einen Liter alkoholfreies Bier zu trinken.
- Bier ist isotonisch bis leicht hypotonisch – was für den Sportler insofern wichtig ist, als das Getränk, das der Sportler nach dem Wasserverlust durch Schwitzen trinkt, resorbiert werden muß, was mit einem isotonischen oder leicht hypotonischen Getränk wie dem Bier am besten gelingt.
- Bier hat ein besonders gutes Verhältnis von Kohlenhydraten und Gesamtkalorien; Kohlenhydrate machen über 60% der Kalorien des Bieres aus. Dies entspricht genau dem Verhältnis, das die Deutsche Gesellschaft für eine gesunde Ernährung insgesamt empfiehlt.
- Bier enthält sowohl schnell verfügbare Zukker als auch langsamer resorbierbare Dextrine. Es liefert also sowohl unmittelbar als auch längerfristig Energie.
- Bier enthält nur geringe Mengen Proteine, doch alle essentiellen Aminosäuren.
- Bier ist fett- und cholesterinfrei, enthält dafür jedoch reichlich Mineralstoffe und ist somit ein sinnvolles Elektrolytgetränk für den Sportler.
- Bier enthält Kohlendioxid, das sich günstig auf die Atmung auswirkt, die Speichelbildung fördert, die Entleerung des Magens beschleunigt und die Ausscheidung harnpflichtiger Substanzen durch die Niere verbessert.
- Bier ist frei von chemischen Zusatzstoffen, was natürlich nicht nur für Sportler wichtig ist.

Alkoholfreies Bier ist für Sportler also weitaus besser geeignet als die meisten, in der Regel völlig überzuckerten sogenannten Sportlergetränke. Und es ist auch weitaus preiswerter!

Bier macht schön!

Wer sich im Besitz des Seinigen nicht für
den Reichsten hält,
mag Herr über die ganze Welt sein –
er ist doch elend.

Seneca

Bier für schöne Haut

Schon im vorangegangenen Kapitel wurde darauf hingewiesen, daß die Haut ein wichtiges Organ ist und was wir mit Bier für die Gesundheit dieses Organs tun können. Schöne Haut ist immer auch gesund. Problematische Haut, die zu fettig oder zu trocken ist, bedarf einer besonderen Pflege, wenngleich auch die gesunde, schöne Haut für zusätzliche »Streicheleinheiten« dankbar ist.

Vor nahezu 2000 Jahren schrieb der Römer Plinius: »Die ägyptischen Frauen nutzen den Bierschaum, um das Aussehen ihrer Haut zu verbessern.« Bier ist gut für Haut und Haare – das ist mittlerweile wissenschaftlich einwandfrei belegt. Wenn Sie eine gesund aussehende, unproblematische Haut haben, können Sie mit Bier-Waschungen und einer Bier-Hautcreme dazu beitragen, daß dies so bleibt.

Bier-Waschung

Geben Sie 0,2 Liter Weißbier, 2 EL Apfelessig und 3 Liter kaltes Wasser in eine Schüssel. Verteilen Sie anschließend diese Mischung mit einem Waschlappen und zügigen Bewegungen über den ganzen Körper.

Bier-Hautcreme

Für die tägliche Pflege und den Schutz vor Umwelteinflüssen ist diese Bier-Hautcreme ideal. Mischen Sie dazu 2 EL Jojoba-Öl mit 1 TL Apfelessig und ½ TL Weißbier.

Doch nicht alle Menschen sind mit dem Zustand ihrer Haut zufrieden und möchten gerne etwas für ihre Haut tun. Eine schnell fettende Haut und große Talgdrüsen führen zu einem »unreinen« Aussehen der Haut. Gerade bei fettiger Haut werden die Poren oft durch kleine, in der Luft schwebende Schmutzpartikel verstopft, Bakterien siedeln sich an und es entstehen Pickel. Mit einem Hautreinigungswasser und einer Bier-Heilerde kann man die Ursache von Pickeln und Mitessern bekämpfen und die Schutzfunktion der Haut erhalten.

Hautreinigungswasser für fettige Haut

Geben Sie 2 EL Bier, 1 EL Apfelessig und 2 Tropfen Teebaumöl in ein Glas, und füllen Sie es mit Wasser halbvoll auf. Waschen Sie mit dieser Mischung einmal täglich – am besten abends – problematische Hautpartien.

Bier-Heilerde für fettige Haut

Gönnen Sie sich, wenn Sie unter fettiger Haut leiden, einmal wöchentlich diese Bier-Heilerde-Maske. Besorgen Sie sich dazu etwas Heilerde (für äußere Anwendungen!) aus der Apotheke oder dem Reformhaus. Erwärmen Sie eine kleine Tasse Bier und 1 TL Apfelessig, rühren Sie 2 Eßlöffel Heilerde hinein und tragen Sie diese Mischung dünn auf. Lassen Sie die Maske 10 bis 15 Minuten lang einwirken und spülen Sie anschließend die Haut mit warmem Wasser ab.

Trockene Haut neigt zwar weniger dazu, zu glänzen und Pickel und Mitesser zu entwickeln, aber sie ist dennoch bedenklicher als fettige Haut. Auf trockener Haut siedeln sich leichter Pilze an, Bakterien, Viren und Umweltgifte dringen schneller in die Haut ein, und sie verliert ihre Spannkraft. Trockene Haut altert auch schneller und neigt eher zur Faltenbildung; entsprechend neigt ältere Haut eher zu Trockenheit.

Auch bei trockener Haut sind Waschungen mit Bier und Apfelessig ratsam. Die üblichen alkalischen Seifen sollten Sie dagegen unbedingt vermeiden. Achten Sie bei trockener Haut vor allem darauf, besonders viel zu trinken, um für Ihre Haut auch von innen her etwas zu tun – natürlich sollte die rechte Dosis Bier dabei nicht fehlen. Mit einer Bier-Avocado-Maske können Sie Ihrer Haut aber auch auf direktem Weg Spannkraft und Feuchtigkeit zurückgeben.

Bier-Avocado-Maske bei trockener Haut

Sie benötigen eine Avocado, 1 TL Weißbier, 1 EL Apfelessig, 1 EL Honig und einen EL Mandel- oder Jojoba-Öl. Lösen Sie das Fruchtfleisch aus der Avocado, zerdrücken Sie es, und mischen Sie die anderen Zutaten darunter. Wenn Sie eine einheitliche Masse angerührt haben, tragen Sie sie als Maske auf und lassen sie mindestens eine Stunde lang einwirken. Danach spülen Sie Ihr Gesicht mit klarem Wasser ab.

Bier fürs Haar

Zu allen Zeiten und in allen Kulturen wurden dem Haar und der Haartracht eine große Bedeutung beigemessen. Um dies zu verdeutlichen braucht man nicht bis in biblische Zeiten und zu Samson zurückzugehen, dem die Haare abgeschnitten wurden, um ihn seiner Kraft zu berauben; auch in der heutigen Zeit entzünden sich Generationenkonflikte an der Haartracht.

Schöne und gesunde Haare haben eine erotische und ästhetische Signalwirkung, sind Teil der Ausstrahlung einer Persönlichkeit. Die Voraussetzung für gesunde Haare ist, wie bei der Haut, ein gesunder Stoffwechsel und eine ausreichende Versorgung mit Mineralstoffen und Vitaminen, die unter anderem auch im Bier enthalten sind.

Für die Pflege von unproblematischem, schönem und gesundem Haar genügt es, ein mildes Shampoo zu verwenden und nach der Haarwäsche eine Bierspülung vorzunehmen:

Bierspülung für gesundes Haar

Geben Sie eine halbe Flasche Bier in einen Liter lauwarmes Wasser, und lassen Sie diese Mischung über die Haare laufen. Wegen des Biergeruchs brauchen Sie sich keine Sorgen zu machen – nach ca. 10 Minuten ist der Geruch verflogen.

Trockene, spröde und stumpf aussehende Haare weisen in der Regel auf einen Vitamin- oder Mineralstoffmangel hin. Wenn Sie täglich ein wenig Bier genießen, tragen Sie dazu bei, den Mineral- und Vitaminhaushalt auszugleichen.

Problemhaare, die zu schnell fetten oder trokken und glanzlos sind, benötigen eine Sonderbehandlung. Auch Schuppen werden Sie mit der richtigen Bier-Kur meist los.

Bier-Ei-Shampoo
für Geschmeidigkeit und Glanz

Mischen Sie ein Eigelb, 1 EL mildes Haarshampoo und 1 TL Bier (bei sehr langen Haaren nehmen Sie etwas mehr von allen Zutaten). Lassen Sie das Shampoo mindestens 5 Minuten lang einwirken, bevor Sie die Haare ausspülen.

Bier-Apfelessig-Shampoo gegen schnell fettende Haare
Geben Sie auf 1 EL mildes Shampoo 1 EL Bier und 1 TL Apfelessig. Nehmen Sie nach dem Spülen noch eine Bierspülung (2 EL Bier auf 1/4 Liter Wasser) vor. Wenn Sie diese Behandlung eine Zeitlang fortsetzen, werden Ihre Haare bald nicht mehr so stark nachfetten.

Bier-Kur gegen Schuppen und juckende Kopfhaut
Spülen Sie Ihre Kopfhaut vor jeder Haarwäsche mit etwas Apfelessigwasser (2 EL Apfelessig auf 1 Glas Wasser) und lassen es mindestens 10 Minuten lang einwirken, bevor Sie die Haare mit einem Bier-Honig-Shampoo (1 TL mildes Shampoo mit 1 TL Honig und 1 TL Bier) waschen. ■

■ *Bier, Mund und Zähne*

Bei der Begegnung zweier Menschen gilt der erste Blick meist den Augen – der zweite dem Mund. Schöne, gesunde unverfärbte Zähne spielen eine große Rolle für einen positiven ersten Eindruck, den man auf andere Menschen macht. Und wenn man sich näherkommt, spielt der Geruchssinn eine wichtige Rolle – Mundgeruch macht einsam!

Das A und O für gesunde Zähne und gesundes Zahnfleisch ist selbstverständlich die richtige Zahnpflege.

Tips für die tägliche Zahnpflege:

- Entfernen Sie mit Zahnseide die Speisereste in den Zahnzwischenräumen.
- Putzen Sie die Zähne nicht, wenn Sie gerade Wein, stark kohlensäurehaltige Getränke und saure Fruchtsäfte getrunken oder Obst gegessen haben, sondern warten Sie mindestens eine halbe Stunde – die Säuren machen die Zähne »weicher«, wenn Sie sie jetzt putzen, werden Sie Ihren Zähnen schaden.
- Putzen Sie die Zähne, indem Sie die Borsten der Zahnbürste stets »von Rot nach Weiß«, also vom Zahnfleisch zu den Zähnen hin streichen.

Doch wie kann Bier nun in diesem Bereich helfen? Zunächst einmal, indem Sie mit Bier ein wirksames Mundwasser herstellen, daß Ihnen nicht nur einen angenehmen Atem gibt, sondern auch Ihre Zähne pflegt und Ihr Zahnfleisch vor Entzündungen schützt.

Bier-Mundwasser

Geben Sie in ein halbes Glas Wasser den Saft einer halben Zitrone, drei Tropfen Teebaumöl und zwei Eßlöffel Bier, und gurgeln Sie mindestens zwei Minuten lang mit dieser Mischung.

Putzen Sie die Zähne unbedingt vorher, auf keinen Fall direkt danach! Die Säure tötet Bakterien ab, aber sie macht auch den Zahnschmelz für kurze Zeit etwas weicher. Sie brauchen übrigens keine Angst davor zu haben, im Anschluß nach Bier zu riechen; die Menge ist viel zu gering, und die Art der Anwendung nicht dazu geeignet, um eine »Bier-Fahne« entstehen zu lassen.

Nagel- und Fingerpflege – mit Bier

Die Nägel sind sozusagen der natürliche Schmuck unserer Hände und Füße. Wie bei Haaren und Haut, so ist auch der Zustand unserer Finger- und Fußnägel sowohl von inneren als auch äußeren Bedingungen abhängig.

Bier liefert schon beim Trinken einen Teil der für ein gesundes Äußeres benötigten Vitamine und Mineralien; aber auch die Pflege mit einer Bier-Nagellotion hilft Ihnen dabei, feste und schöne Nägel zu bekommen oder zu erhalten.

Bier-Nagellotion

Für die Nagellotion benötigen Sie Kieselsäure, die Sie z. B. im Reformhaus bekommen, und natürlich etwas Bier. Mischen Sie in einem kleinen Schälchen 2 EL Kieselsäure-Gel mit 1 TL Bier. Tragen Sie diese Lotion dann dünn und gleichmäßig auf die Nägel auf, und lassen Sie sie mindestens 5 Minuten lang einwirken, bevor Sie die Reste mit klarem Wasser abwaschen.

Wahre Schönheit kommt von innen

Ist Schönheit eine Eigenschaft? Oder liegt sie in Wahrheit nicht immer im Auge des Betrachters?

Wie zufrieden Sie mit Ihrem Aussehen sind, hängt häufig weit weniger von Ihrem Äußeren ab, als vielmehr von Ihrer inneren, ihrer seelischen Verfassung. Sie können Ihr Äußeres tatsächlich durch die Veränderung Ihres seelischen Zustandes verändern! Das mag etwas überraschend klingen, entspricht aber den Tatsachen. Sind wir entspannt und gelöst, ist auch unsere Haltung unverkrampft. Insbesondere, wenn sich Spannungen der Gesichtsmuskeln lösen und somit Spannungsfalten verschwinden, hat dies Auswirkungen auf unsere Ausstrahlung und Ausdruckskraft. Apropos Falten: Haben Sie schon einmal jemanden gesehen, den Lachfalten unattraktiver machen?

Wie bereits mehrfach beschrieben, kann Bier Ihnen dabei helfen, die physischen Voraussetzungen für ein gesundes Aussehen zu schaffen. Sie können Ihren Körper mit Bier-Anwendungen schönpflegen, Bier kann Ihnen aber auch helfen, zu entspannen, gut zu schlafen und damit auch die psychischen Voraussetzungen für ein entspanntes Äußeres schaffen. Wenn Sie sich in einem psychischen Gleichgewicht befinden, wird sich das auch in Ihrem Äußeren offenbaren.

Die Kunst, zu genießen

Wo immer das Lusterzeugende vorhanden ist,
da findet sich, solange es gegenwärtig ist,
nichts Schmerzendes oder Betrübendes.
Epikur

Genießen ist gesund

»Es gibt Genußmenschen und solche, die gesund leben.« Und es gibt Menschen, die daran glauben! Und es sind gar nicht so wenige, die tatsächlich meinen, Gesundheit und Genuß stünden in einem direkten Gegensatz zueinander.

Doch geht man der Sache auf den Grund, stellt man das Gegenteil fest: Genießen ist überaus gesund – ja man könnte sogar behaupten, daß wirkliche Gesundheit und ein vollkommenes körperliches und seelisches Wohlbefinden ohne die Fähigkeit zu genießen unmöglich ist!

Dies ist keineswegs eine philosophische Erörterung oder eine eigenwillige Weltanschauung, es ist eine wissenschaftlich nachweisbare Erkenntnis. Wir können heute mit Sicherheit sagen, daß Menschen, die hektisch leben und ständigem Streß ausgesetzt sind, eine durchschnittlich deutlich geringere Lebenserwartung haben, als solche, die es verstehen, zu genießen und zu entspannen.

Körper, Seele und Geist sind enger miteinander verbunden, als den meisten Menschen bewußt ist, obwohl doch sicher jeder schon Erfahrungen gemacht hat, die diese Erkenntnis bestätigen: Wer hätte bei Aufregungen nicht schon mal ein Kribbeln im Bauch verspürt, hätte nicht gemerkt, wie sich der Magen zusammenzieht, wenn man Angst hat oder eine schlechte Nachricht erhält? Und wieviele Menschen werden in peinlichen Situationen rot? Alle diese Erscheinungen sind körperliche Reaktionen auf psychische Belastungen. Jeder Gefühlszustand bewirkt tatsächlich eine – wenn meist auch nur minimale – Veränderung des körperlichen Zustandes: Im Gehirn werden Neurotransmitter ausgeschüttet, die wiederum andere körpereigene Stoffe, wie z.B. Hormone aktivieren und damit den gesamten Organismus mehr oder weniger subtil beeinflussen.

Was man in China und Indien schon vor Tausenden von Jahren wußte – daß nämlich der Geist den Körper formt –, wird heute auch von der modernen medizinischen Forschung bestätigt. Ein ganz neuer Forschungszweig der Medizin ist entstanden: Die Psychoneuroimmunologie, die untersucht, wie psychische Vorgänge, angenehme Gefühle, innere Bilder und Gedanken Krankheitsverläufe und das Immunsystem positiv beeinflussen können. Dabei zeigte sich, daß der Gemütszustand den Verlauf einer Krankheit ganz entscheidend mitzubestimmen in der Lage ist – bei lebensbedrohlichen Krankheiten kann die Einstellung des Kranken bisweilen sogar über Leben und Tod mit entscheiden.

Es wurde bereits mehrfach darauf hingewiesen, daß Bier durch einige seiner Inhaltsstoffe eine entspannte und positive Grundstimmung erzeugen kann. Mindestens ebensoviel positive Impulse gehen jedoch allein vom Genießen des Bieres aus. Genießen ist grundsätzlich überaus gesund – besonders aber, wenn ein Bier genossen wird.

Wenn über Genuß gesprochen wird, muß jedoch auch ein weit verbreitetes Mißverständnis ausgeräumt werden: Genießen ist nicht dasselbe wie Konsumieren. Genießen kann man niemals zuviel, denn jedes Zuviel ist ein Weniger an Genuß! Gourmets sind niemals Gourmands, Genießer niemals Schlemmer. Alles, was im Übermaß »genossen« wird, führt zum Überdruß – oder zur Sucht.

Genießen ist eine Kunst, die man erlernen kann. Genuß bedarf zweierlei: Zeit und Achtsamkeit. Genießen ist das Auskosten eines Momentes. Probieren Sie es doch einmal mit einem kleinen »Genußexperiment«!

Nehmen Sie sich Zeit und sorgen Sie dafür, daß Sie nicht abgelenkt oder gestört werden. Machen Sie es sich gemütlich, und schenken Sie sich ein Glas Bier ein. Trinken Sie es langsam, und versuchen Sie, den Geschmack des Bieres auszukosten. Spüren Sie, welche angenehmen Wahrnehmungen das Bier auf Ihrer Zunge und Ihrem Gaumen auslöst. Achten Sie darauf, welche positiven Gefühle der Genuß des Bieres beim Trinken erzeugt, wie Ihr Körper darauf reagiert und wie sich das wiederum vorteilhaft auf Ihre Stimmung auswirkt. Stellen Sie fest, wie lange es dauert, bis Sie das Glas ausgetrunken haben.

Am folgenden Tag führen Sie die gleiche »Zeremonie« erneut durch – doch mit einem halben Glas Bier. Versuchen Sie, den Genuß so auszudehnen, daß Sie für das halbe Glas ebenso lange brauchen, wie tags zuvor für das ganze.

Am dritten Tag üben Sie sich dann in der »Meisterstufe« des Genießens: Trinken Sie wieder ein halbes Glas, aber intensivieren Sie Ihre Genußfähigkeit so weit, daß Sie nunmehr die doppelte Zeit wie am Vortag brauchen. Sie werden erstaunt sein, wie sehr diese drei Tage mit ihren kleinen Genußübungen Ihre Wahrnehmungsfähigkeit, Ihre Freude am Genießen und vielleicht sogar Ihr gesamtes Lebensgefühl verändern können!

Jeder Mensch strebt – wenn auch mitunter sehr ineffektiv - nach Glück und »innerem Wohlstand«. Dabei ist die Suche nach dem Lustvollem, Genußvollen keine moderne Errungenschaft; das Genußprinzip ist ein grundlegender biologischer Überlebensfaktor. Positive, lustbetonte Gefühle sind motivierende Signale des Körpers, die von der Natur im Laufe der Evolution als besonders nützlich befunden wurde.

Wir müssen uns nicht den Wecker stellen, um uns daran zu erinnern, daß wir essen, trinken, schlafen wollen. Unser Körper weiß, was gut für ihn ist. Wir tun also gut daran, der inneren Weisheit unseres Körpers und unserer Intuition zu vertrauen. Wenn wir etwas wirklich genießen (das heißt: bewußt und achtsam), tun wir uns und unserer Gesundheit etwas Gutes.

Wenn wir unser Bier nicht »saufen«, sondern genießen, werden wir nie das rechte Maß überschreiten wollen, um unseren Genuß nicht zu mindern. Und wenn wir unser Bier wirklich genießen, werden wir feststellen, wie gesund und heilsam der Biergenuß sein kann.

Bierkunde für Kenner

Ein guter Mensch wird stets das Beß're wählen.
Euripides

Biersorten

Bier ist nicht gleich Bier. Zumindest nicht für den wirklichen Kenner. Bier ist nicht nur gesund, durststillend und nahrhaft – Bier ist auch ein Getränk für Feinschmecker. Es gibt eine Unzahl verschiedener Biere und jedes Bier hat seine eigenen Geschmacksnuancen. Auch die Brauerei, aus der das Bier stammt, kann der Gourmet erkennen, und Meister in der Kunst des Feinschmeckens behaupten sogar, daß sie die unterschiedlichen Brauorte ein und derselben Marke herausschmecken können. Nur: Über Geschmack läßt sich bekanntlich nicht streiten – und guter Geschmack läßt sich auch nicht aus einem Buch erlernen; allein eigene Erfahrung gepaart mit Aufmerksamkeit bildet den wahren Geschmack.

Will man die vielen verschiedenen Biere in Gruppen einteilen, hat man verschiedene Möglichkeiten. Eine Möglichkeit wäre die Einteilung nach Stammwürzegehalt – eine Einteilung, die das Finanzamt vornimmt, denn der Stammwürzegehalt ist für die Höhe der Biersteuer ausschlaggebend. Demnach gibt es Vollbiere (die über 90% der deutschen Bierproduktion ausmachen) mit einem Stammwürzegehalt von 11–14%, und Starkbiere, mit einem Stammwürzegehalt über 16%. Als dritte Gruppe wären die alkoholfreien Biere zu nennen. Biere mit einem Stammwürzegehalt zwischen 14–16% gibt es in Deutschland nicht.

Geschmacklich aussagekräftiger ist es, zwischen ober- und untergärigen Bieren zu unterscheiden. Die untergärigen Biere sind in der Regel milder und stellen heute den überwiegenden Teil der Bierproduktion dar. In Deutschland dürfen untergärige Biere nach dem Reinheitsgebot ausschließlich mit Gerstenmalz hergestellt werden.

Der Feinschmecker aber wird feinere Unterscheidungen treffen. Die folgende Aufzählung von Biersorten ist sicherlich nicht vollständig – aber vielleicht macht sie neugierig auf ein paar Geschmacksexperimente.

Alkoholfreies Bier: Nicht immer ist »alkoholfreies« Bier wirklich völlig frei von Alkohol. Die Restmenge an Alkohol darf maximal 0,5 % betragen. Der Alkohol wird dem Bier erst nach dem Brauen auf unterschiedliche Weise künstlich entzogen. Bis auf den Alkohol ist alkoholfreies bzw. alkoholarmes Bier also richtiges Bier, mit all seinen positiven Wirkungen, außer denen natürlich, die auf den Alkohol zurückzuführen sind.

Alt: Altbier ist nicht etwa besonders altes oder lange gelagertes Bier, was auch unsinnig wäre, denn im Gegensatz zum Wein wird Bier durch Lagern nicht besser. Das »Alt« im Altbier bedeutet, daß dieses Bier nach »alter« Brautradition hergestellt wird. Alt ist obergärig und dunkel. Es kann, je nach Rezept, hopfen-bitter bis malzig-süß sein.

Berliner Weiße: Die Berliner Weiße ist ein obergäriges, hefetrübes Bier. Der säuerliche Geschmack der Berliner Weiße kommt dadurch zustande, daß dem Bier während der Gärung Milchsäure-Bakterien zugegeben werden. In der Regel gehört zur Berliner Weiße ein Schuß Himbeer- oder Waldmeistersirup. Vor allem im Sommer ist »Berliner Weiße mit Schuß« ein beliebter und erfrischender Durstlöscher.

Bock: Das Bockbier hat (glücklicherweise!) recht wenig mit männlichen Ziegen zu tun, sondern mit einer Stadt. Die Stadt Einbeck war lange Zeit – ab dem 14. Jahrhundert – ein Zentrum der Braukunst in Deutschland. Im Jahre 1612 wurde der beste der Einbecker Braumeister vom Münchner Hofbräuhaus abgeworben, der sein Rezept für das Einbecksche Bier mitbrachte. Aus »Einbeck« wurde in München recht bald »Oan Pockisch«, dann »Oan Pock« und schließlich der »Bock«. Bockbier gibt es als dunkle und helle Variante; es ist ein untergäriges, starkes Bier. Besonders kräftig sind der Doppelbock, der Maibock und der Eisbock.

Diätpils: Bei dieser besonderen Variante des Pilsener wird der Gärprozeß so abgewandelt, daß die Kohlenhydrate möglichst vollständig vergären. Dieses Verfahren macht das Bier kalorienarm, jedoch sehr alkoholhaltig. Der überhöhte Alkoholgehalt wird dann wieder entzogen. Für eine Diät zur Gewichtsreduktion ist Diätbier allerdings nicht geeignet: Es enthält zwar weniger Kalorien, doch die stoffwechselbeschleunigende Wirkung des Alkohols fällt beim Diätbier natürlich weg. Gleichwohl regt es wie normales Bier den Appetit an.

Dinkel: Eine besondere Sorte, bei der Dinkelmalz anstelle von Gerstenmalz verwendet wird.

Hildegard von Bingen (1098–1179) erachtete Dinkel und das daraus gebraute Bier als besonders wertvoll für die Gesundheit.

Doppelbock: Dunkles, besonders starkes Bockbier, das mit dunklem Malz gebraut wird. → Bockbier

Eisbock: → Bockbier, das eingefroren wurde, um ihm Wasser zu entziehen. Das Bier wird dadurch natürlich recht stark und erhält einen besonderen Geschmack.

Export: Untergäriges Bier mit malzigem und im Vergleich zu Pilsener Bieren weniger hopfenherbem Geschmack. Es gibt die Dortmunder und die Münchner Brauart, wobei letztere neben dem »Export hell« auch das dunkle Export kennt. Die Münchner Brauart ist weniger verbreitet, malzbetonter und weniger gehopft. Das dunkle Münchener Export ist die »Mutter des Münchener Bieres«, auch wenn heute in München meist Helles gebraut und getrunken wird. Häufig tragen Exportbiere auch Bezeichnungen wie Urhell oder Urwürzig.

Gose: Gose ist ein traditionelles obergäriges, helles Weißbier aus nicht gedarrtem Gersten-, Weizen- und Hafermalz mit Zusatz von Kochsalz und Gewürzkräutern, aber mit wenig Hopfen. Es stammt ursprünglich aus Goslar, sein Name leitet sich von der Gose ab, dem Flüßchen, das Goslar durchfließt. Heute wird es in Leipzig wieder gebraut.

Hirsebier: Vor allem in Afrika wird Bier mit Hirse gebraut, so wie es vor dem Reinheitsgebot auch in Europa üblich war.

Kölsch: Kölsch ist nicht nur der Name der Kölner Mundart, sondern auch des Kölner Bieres. Ein Kölsch ist »blank« (also nicht trübe), hell und obergärig. Üblicherweise trinkt man es aus den sogenannten »Stangen«, schmalen zylindrischen 0,2-Liter-Gläsern. Köln ist weltweit die Stadt mit den meisten Brauereien. Allein im Stadtgebiet gibt es heute 16 Brauereien. Kölsch darf gemäß der Kölsch-Konvention nur in einem bestimmten Umfeld um die Stadt Köln herum gebraut werden. Diese Konvention ist sogar vom Kartellamt anerkannt. Amerikanische »Kölsch«-Brauer, die in Hollywood das sogenannte »Hollywood Blonde« im »Kölsch Style« vertreiben, haben die Rechnung ohne den Wirt gemacht: Die deutschen Kölsch-Brauereien pochen auf ihr Markenrecht und berufen sich darauf, daß die Kölsch-Konvention weltweit gilt.

Kwaß: Das russische Bier wird aus Mehl oder vergorenem Roggenbrot, Malz, auch Zucker, Pfefferminzblättern und Rosinen hergestellt.

Lager: Lagerbier ist das in der Herstellung einfachste und preiswerteste (deswegen aber keineswegs minderwertige!) untergärige Vollbier. Die deutsche Bezeichnung »Lager« hat sich jedoch international eingebürgert.

Lambic: Ein belgisches Bier, das durch spontane Gärung mit wilden Hefen hergestellt wird und erst nach eineinhalb bis zwei Jahren ausschankreif ist. Durch Zugabe von Kirschen während des Gärprozesses entsteht das dunkle und fruchtig schmeckende Kriekbier.

Märzen: Der Name »Märzen-Bier« rührt von der alten Sitte her, untergäriges Bier (welches kühle Temperaturen benötigt) im März zu brauen, damit man es bis in den Spätsommer lagern kann. Für das Märzen wird ein Spezialmalz verwendet, das ihm einen milden, malzigen Geschmack verleiht. Das »klassische« Märzen-Bier ist goldgelb, doch mittlerweile gibt es auch dunkles Märzen.

Mumme: Die »Mumme«, auch Schwarzbier genannt, ist ein Malzextraktbier, das für die Seefahrt gebraut wurde – erstmals 1492 von einem Brauer namens Mumme. In Baunschweig wird die »Braunschweiger Mumme« heute noch gebraut und in Apotheken(!) verkauft.

Pilsator: Der Pilsator ist eine Bierspezialität aus den neuen Bundesländern. Er ist nicht so herb wie Pils und nicht so malzig wie Export.

Pilsener: Pilsener Bier bezeichnet ursprünglich keine Biersorte, sondern eine Brauart, die erstmals im Jahre 1842 im böhmischen Pilsen entwickelt wurde. Helles Malz, weiches Wasser, untergärige Hefe und ein sehr aromatischer Hopfen bilden die Zutaten. Heute ist das Pils das meistgebraute und getrunkene Bier Deutschlands. Pils ist in der Regel hell und goldgelb, wenngleich es heute auch dunkles Pilsener gibt, das mit dunklem Malz gebraut wird.

Privat: Meist nur eine andere Bezeichnung für → Export.

Rauchbier: Für die Herstellung von Rauchbier wird das Malz über einem Holzfeuer getrocknet. Dieses Verfahren verleiht dem Bier einen rauchigen Geschmack.

Roggenbier: Beim Roggenbier wird anstelle von Gerstenmalz Roggenmalz und die obergärige Brauweise verwendet.

Sake: Japanisches Reisbier. Auch in anderen Ländern Südostasiens gibt es Reisbiere, z. B. in China (Sam-shu) oder Korea (Suk).

Spezialbiere: Die Spezialbiere sind meist Festbiere, die zu bestimmten Anlässen gebraut werden, z. B. zum Münchner Oktoberfest. Es gibt auch Oster- und Weihnachtsbier. Meist handelt es sich um kräftige untergärige Biere.

Steinbier: Für das Steinbier werden Natursteine über dem offenen Feuer erhitzt und in die Maische getaucht. Der Malzzucker karamelisiert auf der Steinoberfläche. Bei der Nachgärung werden die Steine dann erneut hinzugegeben. Das Besondere an diesem Bier ist der rauchige Geschmack, ähnlich wie beim → Rauchbier.

Trapistenbier: Sehr starke obergärige Biere, die in den heute noch bestehenden sechs Trapisten-Klöstern gebraut werden. Fünf dieser Klöster liegen in Belgien, das sechste in den Niederlanden. Das belgische Triple-Trapiste ist eines der stärksten Biere.

Weizen: Weizen, auch »Weißbier« genannt, entsteht unter Verwendung von Weizenmalz anstelle von Gerstenmalz. Die stärker gefilterte, klare Variante heißt auch »Kristallweizen«, die Variante, bei der Hefepartikel im Bier belassen werden, wird »hefetrüb« oder »Hefeweizen« genannt. Weizen gibt es als besondere Spezialität auch dunkel, also mit dunklem Weizenmalz gebraut, was zu der kuriosen Bezeichnung »dunkles Weißbier« führt.

Weizenbock: Bockbier, welches unter Verwendung von Weizenmalz gebraut wird. Je nachdem welches Malz verwendet wird, erhält man dunkles oder helles Weizenbock.

Das richtige Einschenken

Zu einem gepflegten Bier gehört die »Krone«, der Schaum, der das Bier im Glas krönt. Wahrscheinlich ist Ihnen selbst schon einmal beim Eingießen der Schaum übergelaufen, oder Sie haben im Lokal ein Bier vorgesetzt bekommen, dessen Krone bestenfalls ein Krönlein war? Dabei ist es keine große Wissenschaft, ein Bier richtig einzuschenken, und fast jeder Bierkenner hat seine eigene Methode. Ein paar Dinge sind jedoch immer zu beachten:

- Das Bierglas muß völlig fettfrei sein, da Fett den Schaum zerstört und das Bier schneller schal werden läßt.
- Am Bierglas dürfen sich nicht noch Spülmittelreste befinden, die nicht nur den Geschmack verändern, sondern ebenfalls die Schaumbildung verhindern. (Es gibt aber besondere Spülmittel, die keinen Film auf den Gläsern hinterlassen.)
- Es ist sinnvoll, das Glas kurz vor dem Einschenken mit kaltem Wasser auszuspülen, um Glas und Bier auf ungefähr dieselbe Temperatur zu bringen. Eiskaltes Bier kann kaum Schaum bilden.
- Beim Einschenken sollte man darauf achten, das Glas zunächst etwas schräg zu halten und

das Bier zügig einzufüllen, bis das Glas etwa halbvoll ist. Dann wird das Glas senkrecht gehalten und langsam aufgefüllt.

Natürlich hängt es aber auch vom Bier ab, wie eingeschenkt werden muß. Manche Biere (z. B. Kölsch oder Alt) können Sie zügig in einem Durchgang auffüllen, bei anderen (z. B. Pils) sollten Sie sich etwas mehr Zeit lassen und einige Male absetzen. Und bei einem sehr stark schäumenden Bier wie Weißbier müssen Sie besonders langsam einschenken und das Spezialglas besonders schräg halten, wenn Sie nicht nur Schaum im Glas haben wollen.

Das wohltemperierte Bier

Manch einer wundert sich, warum ihm ein Bier manchmal schmeckt und manchmal nicht, auch wenn er stets die gleiche Sorte oder gar die gleiche Marke trinkt. Möglicherweise liegt es daran, daß das Bier in unterschiedlichen Temperaturen serviert wurde.

Vielleicht scheint es Ihnen nun doch etwas übertrieben, auch noch auf die exakte Temperatur Ihres Bieres zu achten – wenn man einmal davon absieht, daß ein warmes Bier wohl kaum jemandem schmeckt. Doch die Temperatur ist für den Geschmack sehr wichtig, und unsere Geschmacksnerven reagieren sehr sensibel auf Temperaturunterschiede.

Ein Bier entfaltet seinen Geschmack nur zu einer bestimmten Temperatur optimal. Einen wichtigen Unterschied sollten Sie deshalb unbedingt berücksichtigen: Untergäriges Bier wird kälter getrunken, als obergäriges Bier. Die optimale Temperatur liegt für obergärige Biere um 12 Grad Celsius (etwa die Temperatur eines unbeheizten Kellers) und für untergärige Biere zwischen 7 und 10 Grad Celsius (Kühlschranktemperatur bei normaler Einstellung).

Kelch oder Krug?

Für beinahe jede Biersorte gibt es spezielle Gläser. Meist ist die Form der Gläser auf alte Traditionen und die diesen Traditionen zugrundeliegenden praktischen Gründe zurückzuführen. Die jeweilige Form erleichtert beispielsweise das Einschenken und den Aufbau einer schönen Schaumkrone. Außerdem behaupten Bierkenner, daß sich die Form und die Dicke des Glases sogar auf die Entfaltung des Geschmacks auswirkt, und daran ist sicherlich etwas Wahres: Trinken Sie einmal Kölsch aus einem Weißbierglas!

Einige der bekanntesten Biergläser sind beispielsweise die Maßkrüge für Bayrisches Helles, die Tulpengläser für Pils oder die »Stangen«, aus denen Kölsch getrunken wird.

Lagerung und Haltbarkeit

Bier ist ein sehr lebendiges Getränk, was aber leider auch heißt, daß es nicht unbegrenzt haltbar ist, im Schnitt etwa drei (Faß) bis sechs (Flasche) Monate. Als Faustregel für den Geschmack gilt:

- bis 2 Wochen für obergärige Biere
- bis 6 Wochen für untergärige Biere

Nach Ablauf dieser Zeit ist das Bier zwar noch nicht verdorben, aber es muß mit Geschmackseinbußen gerechnet werden.

Auch bei der Lagerung des Bieres gibt es ein paar Dinge, auf die Sie achten sollten, damit sich das Bier möglichst frisch hält und nichts von seinem Geschmack verliert. Der erste wichtige Faktor ist natürlich die Temperatur – auf jeden Fall sollte es kühl aufbewahrt werden, am besten zu der Temperatur, in der es später serviert werden soll.

Der zweite Faktor, der häufig unbeachtet bleibt, ist Sonnenlicht. Bier ist nämlich relativ lichtempfindlich und verändert seinen Geschmack, sein Aussehen und seine Zusammensetzung, wenn es zu lange dem Sonnenlicht ausgesetzt wird, weshalb Bier im Handel nur in braunen oder grünen Flaschen angeboten wird. Das gefärbte Glas filtert zwar das Licht, trotzdem sollten Sie Ihre Bierflaschen nicht an einem allzu hellen Standort lagern.

Die dritte Lagerbedingung, die man beachten sollte, ist selbst Bierkennern oft unbekannt: Bierflaschen sollten möglichst aufrecht gelagert werden. Dies bewirkt, daß es länger haltbar bleibt, denn die sich absetzenden Schwebstoffe bieten am Flaschenboden eine geringere Oberfläche und damit eine geringere Angriffsfläche für chemische Veränderungen der wertvollen Inhaltsstoffe.

Am besten lagern Sie Bier (vor allem obergäriges) in dunklen, kühlen Räumen, z. B. im Keller. Die kühler zu genießenden Biere sind auch im Kühlschrank (bei 8 Grad Celsius) gut aufgehoben; allerdings sollte es nicht der häufig benutzte Kühlschrank in der Küche sein.

O'zapft is!

Auch für den Hausgebrauch ist heute Bier aus dem Faß kein Problem. Man stelle nur das Faß auf den Tisch, stecke das Zapfgerät darauf, schließe die Kohlensäurepatrone an – und schon kann man ein frisches, schäumendes Bier zapfen.

Doch so einfach ist es nur bei den kleinen Partyfässern. Das Anzapfen von »richtigen« Bierfässern bedarf dagegen einiger Tricks und etwas Übung. Besonders auf folgende Dinge sollten Sie achten, wenn Sie ein Faß anzuzapfen gedenken:

- Bevor Sie den Zapfhahn ans Faß setzen, sollten Sie überprüfen, ob der Hahn geschlossen ist.
- Halten Sie das Faß fest, damit es beim Schlagen nicht wegrutscht.
- Verwenden Sie keine Plastikhähne; Holzhähne sind zwar »zünftig«, aber schwieriger in der Handhabung. Am besten sind Messinghähne.
- Wenn Sie den Zapfhahn dann an der Zapföffnung ansetzen, schlagen Sie ihn mit einem Holzhammer kräftig hinein: Seien Sie dabei nicht schüchtern, und machen Sie keinen »Probeschlag«. Wenn Sie den Hahn nicht tief genug ins Faß schlagen, treibt ihn der Druck im Faß wieder hinaus und mit ihm das Bier.
- Nach dem Anzapfen wird der erste »Bierschuß« weggegossen.
- Die ersten Gläser müssen vorsichtig gezapft werden, da der Druck noch recht hoch ist.
- Wenn das Bier nur noch langsam fließt, muß in die zweite Öffnung im Deckel des Fasses das Entlüftungsventil geschlagen werden. Achten Sie darauf, daß das Ventil beim Einschlagen geschlossen ist und öffnen Sie es erst, wenn es fest sitzt, und zwar langsam und vorsichtig, denn durch den Schlag hat sich neuer Druck im Faß aufgebaut.

Das Bier in der Küche

Die Gaben der Natur und des Glücks sind nicht so selten, wie die Kunst, sie zu genießen.
Marquis de Vauvenargues

Flüssige Bierspezialitäten

Radler

- ½ l helles Bier
- ½ l Limonade

Der Name sagt schon, wann dieses Biergetränk besonders gut schmeckt und den Durst löscht: Nach sportlichen Betätigungen. Der Zucker in der Limonade gibt sofort verfügbare Energie zurück, das Vitamin C erhöht die Leistungsfähigkeit, der Alkohol verbessert die Durchblutung.

Russ'n-Maß

- ½ l Weizenbier
- ½ l Limonade

Obwohl der Name anderes vermuten läßt, dürfte dieses Biergetränk in Osteuropa wohl noch weitgehend unbekannt sein. Ganz anders dagegen in Bayern, wo es in den Biergärten in und um München zu Hause ist. Auch die Russ'n-Maß ist ein gutes Getränk für die Erholungsphase nach dem Sport.

Neger

- ½ l Dunkelbier
- ½ l Cola

Auch dieser Drink wird weitaus häufiger in Bayern getrunken als in Afrika. Die dunkle Mischung ruft bei vielen Menschen zunächst Skepsis hervor, aber sie schmeckt genauso gut wie ein Radler. Die Verbindung von Bier und Cola ist durchaus interessant: Das Bier wirkt entspannend und fördert die geistigen Kräfte, während das Coffein der Cola die Wachheit und Konzentration erhöht. Der Zucker stellt dem Gehirn überdies unmittelbar verfügbare Energie bereit. Das alles zusammengenommen macht das Getränk zu einem idealen Kraftspender für gestreßte Geistesarbeiter.

Laterndl

- 1 l helles Bier
- 2 cl Kirschlikör

Das Auge ißt nicht nur mit, es möchte auch mittrinken. Ein Laterndl ist ein Fest für die Augen. Sie füllen den Kirschlikör eines gefüllten Schnapsglases in einen Maßkrug und schenken dann vorsichtig das Bier ein. Jetzt »leuchtet« eine rote Laterne im Bierglas. Rote Schlieren steigen auf und vermischen sich ganz allmählich mit dem Bier. Und kaum zu glauben: Das Laterndl schmeckt auch noch hervorragend.

Churchill

- 1/2 l Pils
- 5cl Campari

Angeblich soll der berühmte britische Staatsmann Sir Winston Churchill nicht nur gerne dicke Zigarren geraucht, sondern auch eine Bierspezialität erfunden haben, die zwar nicht »typisch britisch« ist, aber zumindest exzentrisch.

Fruchtbier

- 1/2 l helles Bier
- 1/4 l Apfelsaft
- 1/4 l Mango-, Kirsch- oder Johannisbeersaft

Eine besonders fruchtige Variante. Vielleicht schmeckt Ihnen das Fruchtbier ja sogar noch besser als Bier pur?

Bier-Joghurt-Drink

- 1/8 l Bier
- 125 g Joghurt
- 2 TL Honig
- 1 Zitrone

Auch dieser Drink ist etwas für gesundheitsbewußte Menschen. Insbesondere bei Erkältungskrankheiten erweist sich der Bier-Joghurt-Drink als sehr wohltuend. Aber warten Sie nicht erst, bis Sie krank werden. Probieren Sie es vorher schon einmal aus. Es ist ganz einfach: Zitrone auspressen, alles kurz in den Mixer und fertig!

Kochen mit Bier

Bayrische Biersuppe

- 1 l helles Bier
- 3 EL Wasser
- 2 Eigelb
- 3 TL Mehl
- 2 TL Semmelbrösel
- 1/2 Zitrone
- 3 Stück braunen Würfelzucker
- 1 Zimtstange
- 1 Gewürznelke
- 1 Prise Salz
- 1 Prise Pfeffer

Waschen Sie die Zitrone und reiben Sie dann die Zuckerwürfel kräftig an der Schale. Geben Sie dann das Bier, den Zucker und die Gewürze in einen Topf, und lassen Sie das Ganze aufkochen.

Nehmen Sie die Hitze zurück und geben Sie unter Rühren Mehl, Semmelbrösel und Wasser dazu. Erhöhen Sie die Hitze nun wieder, und rühren Sie die Suppe, bis sie sämig ist. Geben Sie abschließend einen Spritzer Zitronensaft dazu.

Nehmen Sie den Topf vom Herd, und gießen Sie die Suppe durch ein Sieb. Rühren Sie nun noch das Eigelb mit einem Schneebesen unter – nun können Sie die Suppe servieren!

Österreichische Biersuppe

1 l Dunkelbier
2 EL Mehl
3 Eigelb
100 ml Vollmilch
1 TL Honig

Geben Sie die Milch in einen Topf, und erwärmen Sie sie leicht. Rühren Sie dann Mehl und Eigelb hinzu, bis die Mischung glatt und ohne Klumpen ist. Schalten Sie den Herd nun auf eine höhere Stufe, und geben Sie unter ständigem Rühren das Bier hinzu. Rühren Sie solange weiter, bis die Suppe dicker wird. Rühren Sie anschließend auch den Honig ein.

Die Suppe sollte zwar heiß werden, darf aber nicht kochen! Lassen Sie die Suppe zum Schluß noch mindestens fünf Minuten lang ziehen, damit sich die Aromen gut entfalten können.

Österreicher Bierschinken

1 kg Schinken
½ l Dunkelbier
⅛ l Wasser
1 EL saure Sahne
50 g Butter
50 g Mehl
3 Zwiebeln
1 TL mittelscharfer Senf
1 Prise weißer Pfeffer, schwarzer Pfeffer, Salz
½ TL Kümmel

Bestreichen Sie den Schinken dünn mit Senf. Schneiden Sie die Zwiebel in Ringe, legen Sie diese auf den Schinken. Schieben Sie anschließend den Schinken auf dem Bratenrost in den Ofen. Schieben Sie unter den Bratenrost die Fettpfanne. Geben Sie nun etwa ein Drittel des Bieres über den Schinken, dann stellen Sie den Ofen auf 200° C. Der Schinken braucht ca. zwei Stunden. Übergießen Sie zwischendurch den Schinken noch zweimal mit dem restlichen Bier.

Anschließend müssen Sie nur noch die Sauce zubereiten: Geben Sie das Wasser, den Kümmel und den Bierbratensaft aus der Fettpfanne in einen Topf, rühren Sie Butter und Mehl ein und schmecken Sie mit Pfeffer und Salz ab.

Der Österreicher Bierschinken eignet sich als Vorspeise, aber auch als Hauptgericht.

Tiroler Bierfleisch

600 g mageres Schweinefleisch
¼ l dunkles Bier
2 rote Zwiebeln
2 EL Semmelbrösel
50 g Bratfett
1 Knoblauchzehe
Salz, Pfeffer, Paprika

Erhitzen Sie das Fett, und bräunen Sie die zuvor gewürfelten Zwiebeln in der Pfanne leicht an. Gießen Sie etwas Bier dazu, und geben Sie dann das ebenfalls gewürfelte Fleisch sowie die fein gehackte Knoblauchzehe in die Pfanne. Geben Sie nun auch die Semmelbrösel hinzu. Gießen Sie das restliche Bier hinzu und würzen Sie mit Pfeffer, Paprika und Salz (sparsam).

Decken Sie die Pfanne ab, und lassen Sie das Ganze ca. 20 Minuten lang bei geringer Hitze ziehen. Servieren Sie das Bierfleisch mit Salzkartoffeln.

Böhmische Bierente

1 ganze Ente (ca. 2 kg)
½ l helles Bier
50 g Butter
2 rote Zwiebeln
1 Apfel
2 Nelken
3 EL süße Sahne
150 g frische Champignons
1 EL Mehl
1 TL Kümmel
Pfeffer, Salz

Reiben Sie die gewaschene Ente mit Pfeffer, Salz und Kümmel ein, und geben Sie sie in eine große, mit der Butter eingefettete Kasserolle. Schälen Sie den Apfel und die Zwiebeln, vierteln Sie sie, und geben Sie sie zusammen mit den Nelken zu der Ente. Gießen Sie das Bier darüber, und lassen Sie die Ente im Saft bei 180 °C 2 bis 2 ½ Stunden garen.

Verfeinern Sie den Bratensaft, indem Sie die gedünsteten Pilze, die Sahne und etwas Mehl hinzugeben und das Ganze noch einmal kurz aufkochen lassen.

Traditionell gehören zur Bierente Rotkraut und Kartoffelknödel – und natürlich ein Bier.

Französisches Biergemüse

- 1/4 l helles Bier
- 1 Blumenkohl
- 3 Zucchini
- 3 Tomaten
- 2 rote Zwiebeln
- 1 Salatgurke
- 250 g Crème fraîche
- 50 g Butter
- Salz, weißer Pfeffer

Schälen Sie die Zucchini, Tomaten, Gurke und Zwiebeln, und schneiden Sie sie in Würfel. Blumenkohlröschen und Zucchini blanchieren Sie in drei Liter kochendem Salzwasser; die Zwiebeln schmoren Sie in der Butter kurz in einem großen Topf, bis sie glasig werden. Dann geben Sie die Tomaten hinzu und lassen sie fünf Minuten lang kochen. Jetzt kommt das restliche Gemüse dazu – und das Bier.

Lassen Sie das Ganze bei mittlerer Hitze ca. 15 Minuten lang kochen und würzen Sie vorsichtig mit Salz und Pfeffer.

Nach dem Kochen verteilen Sie das Biergemüse auf 6–8 Schälchen, geben Crème fraîche darüber und stellen diese zum Überbacken für 8 Minuten in den Ofen.

Bierteig

Bierteig können Sie für vielerlei leckere Köstlichkeiten verwenden. Insbesondere Pilze, Weinbergschnecken, Scampi, Auberginen- oder Zucchinischeiben schmecken hervorragend in einem Mantel aus Bierteig. Einfach durch den Bierteig ziehen und in heißem Fett goldgelb ausbacken.

Für den Bierteig benötigen Sie:

- 200 g Mehl
- 1/8 l helles Bier
- 2 Eier
- Zucker, Salz

Trennen Sie die Eier in Dotter und Eiklar. Verrühren Sie das Bier, das Mehl und das Eigelb zu einem Teig. Geben Sie noch eine Prise Salz und Zucker hinzu. Wenn der Teig die richtige Konsistenz hat, lassen Sie ihn einige Minuten ruhen. In dieser Zeit schlagen Sie das Eiklar zu Eischnee, den Sie dann vorsichtig unterziehen. Nun können Sie den Teig für Ihre Kreationen verwenden.

Besonders gut schmecken Speisen mit Bierteig übrigens, wenn Sie dazu dasselbe Bier servieren, mit dem Sie den Teig bereitet haben!

Bierdesserts

Bierstrudel

1/8 l helles Bier
1/8 l süße Sahne
1 kg süße Äpfel
250 g Mehl
100 g Zucker
75 g Butter
50 g Rosinen
20 g Pflanzenöl
1 Ei
1 EL Wasser
1 EL Puderzucker
1 Prise Salz
1 EL Zimt

Geben Sie das Mehl, die Butter, 3/4 von dem Öl und das Ei sowie eine Prise Salz in eine Knetschüssel, schütten Sie etwas Bier und Wasser dazu, und kneten Sie den Teig kräftig durch. Geben Sie nach und nach soviel Bier und Wasser dazu, bis der Teig elastisch, fein und glatt wird.

Den fertigen Teig formen Sie zu einer Rolle und lassen ihn in einem warmen, abgedeckten Gefäß eine Weile (mindestens 1/2 Stunde) ruhen.

In dieser Zeit können Sie die Äpfel waschen, schälen und in sehr feine Scheiben schneiden.

Rollen Sie dann den Teig hauchdünn aus. Die dabei stehenbleibenden dickeren Ränder schneiden Sie ab. Verteilen Sie die Apfelscheiben auf dem Teig, und streuen Sie Rosinen, Zucker und Zimt darüber.

Schlagen Sie die Sahne und streichen Sie sie gleichmäßig über das Ganze. Nun müssen Sie den belegten Teig nur noch zusammenrollen (das ist oft der schwierigste Teil) und im Ofen auf einem angefetteten Backblech bei 200 °C goldbraun backen. Vor dem Servieren streuen Sie noch den Puderzucker über Ihren Bierstrudel.

Bier-Mokka-Creme

3 Tassen Mokka (oder starker Kaffe)
1/8 l Dunkelbier
2 cl Mokkalikör
2 Eigelb
4 Eiweiß
1 Blatt Gelatine
250 g Crème fraîche
1 EL Gelierzucker
5 cl Zuckersirup

Geben Sie Kaffee, Likör und Bier in einen Topf, und bringen Sie die Mischung zum Kochen. Schlagen Sie das Eigelb schaumig, und rühren Sie die heiße Bier-Kaffee-Mischung unter. Geben Sie die zuvor in Wasser eingeweichte Gelatine dazu und verrühren Sie die Mischung, bis sie kalt und fest ist.

Schlagen Sie nun das Eiweiß zu Eischnee, und geben Sie unter ständigem Rühren heißen Zuckersirup und dann den Gelierzucker dazu.

Vermischen Sie alles nun noch vorsichtig mit der Crème fraîche. Stellen Sie die Creme mindestens zwei Stunden kalt, bevor Sie sie servieren.

Welches Bier zum Essen?

Braten	Pils, Lager, Kölsch, Alt
Eintopf	Lager, Kölsch, Alt
Fisch, gekocht	Weißbier, Pils
Fisch, gebraten	Lager
Fisch, eingelegt	Kölsch
Geflügel	Weißbier
Käse, mild	Lager, Weißbier
Käse, würzig	Bockbier, Kölsch, Alt
Meeresfrüchte	Pils, Weißbier
Steaks	dunkles Bockbier
Wild	Bockbier

Literatur

Breibeck O. E.: Das fünfte Element der Bayern. Regensburg, 1978

Dean, G.: Causes of death of bluecollar workers at a Dublin brewery, 1954–73. British Journal Cancer 40, 581–589, 1979

Delos, G.: Biere aus aller Welt. Erlangen, 1995

Fendl, J.: Sprüch übers Bier. München, 1989

Friedrich, E.: Bier – Mit 50 Rezepten aus aller Welt. Würzburg, 1993

Höllhuber, D. und Kaul, W.: Die Biere Deutschlands. Nürnberg, 1993

Jackson, M.: Bier International. Ostfildern, 1994

Jackson, M.: Das große Buch vom Bier. Ostfildern, 1993

Jasper, D.: Bier – Journal Deutschland – CD ROM. München, 1995

Jensen, O. M.: Cancer morbidity and causes of death among Danish brewery workers. International Agency for Research on Cancer, Lyon, 143, 1980

Jones, F.: Mit Rotwein gegen Herzinfarkt. Köln, 1996

Kabel, H.: Mein Bierbuch – Kulinarisches um und mit Bier. Kiel, 1992

Klatsky, A. L., Friedman, G. D., und Siegelaub, A. B.: Alcohol and mortality. A ten-year Kaiser-Permanente experience. Annals Internal Medicine 95, 139–145, 1981

Marmot, M. und Brunner, E.: Alcohol and cardiovascular disease: the status of the U-shaped curve. British Medical Journal 303, 565–568, 1991

Mishara, B.L. und Kastenbaum, R.: Alcohol and old age. New York, 1980

Piendl, A.: Alkoholfreies Bier für Sportler. Brauwelt 21, 2198–2206, 1993

Piendl, A.: Physiologische Wirkungen des Alkoholverzehrs. Brauwelt 50, 2651–2657, 1995

Piendl, A.: Über den Stellenwert des Bieres in der heutigen Ernährung. Brauwelt 129, 546–552, 1989

Pütz, J.: Das Hobbythek-Buch 7 – Bier selbst gebraut. Köln, 1985

Rubel, S.: Einfluß von Bierkonsum auf harnsteinrelevante Substanzen in Serum und Urin.

Dissertation, Fakultät für Medizin der TU München, 153, München, 1989
Schumann, U.-J.: Deutschland deine Biere. München, 1993
Schwarz, A. A. und Schweppe, R. P.: Das Buch vom Bauch. München, 1997
Schwarz, A. A. und Schweppe, R. P.: Tao und Unsterblichkeit. München, 1998
Schwarz, A. A. und Schweppe, R. P.: Heilen mit Gewürzen. München, 1997
Schwarz, A. A. und Schweppe, R. P.: Teebaumöl. München, 1997
Schwarz, A. A. und Schweppe, R. P.: Johanniskraut. München, 1998
Schwarz, A. A. und Schweppe, R. P.: Apfelessig. München, 1998
Schwarz, A. A. und Schweppe, R. P.: Vom Inneren Wohlstand. München, 1997
Schwarz, A. A., und Schweppe, R. P.: Von der Heilkraft der Schokolade. München, 1997
Stern, B.: Siebenundsiebzig Tricks, eine Bierflasche zu öffnen. Frankfurt, 1994
Vogel, W.: Bier aus eigenem Keller. Stuttgart, 1996
Wagner C.: Das große Buch vom Bier. Wien, 1984

Wichtige Bier-Adressen

Museen

Brauerei-Museum Dortmund
Märkische Str. 85
44141 Dortmund
Telefon: 0231/5413-289
Öffnungszeiten: Di.–So. 10.00–18.00 Uhr

Deutsches Hopfenmuseum Wolnzach
Hausnerstraße 25
85283 Wolnzach
Telefon: 08442/7574 / Telefax: 08442/7026
Durchgehend geöffnet

Küppers Kölsch Brauerei GmbH & Co.KG
Alteburger Str. 145–155
50968 Köln
Telefon: 0221/962990 / Telefax: 0221/96299455
Öffnungszeiten: Sa. 11.00–15.30 Uhr

Bayerisches Brauereimuseum
Hofer Str. 20
95326 Kulmbach
Telefon: 09221/80510 / Telefax: 09221/80515
Öffnungszeiten: Di.–So. 10.00–17.00 Uhr

Lehrgänge, Schulungen, Braukurse – für alle, die es ganz genau wissen wollen!

BIER-Company
Körtestr. 10
10967 Berlin
Tel: 030/6932720 / Fax: 030/6932732

Bedarf für Heimbrauer

BIER-Company
Körtestr. 10
10967 Berlin
Tel: 030/6932720 / Fax: 030/6932732

Albert Pfäffle
Spezialhaus für Kellereibedarf
Gymnasiumstr. 73
74072 Heilbronn
Tel: 07131/84589

Krupka-Niemann
Spezialversand für Hausbrauer
Kanalstrasse Nord 46 a
26169 Kamperfehn
Tel. u. Fax: 04497/91066
email. krupka@bier.de

VIERKA-Friedrich Sauer GmbH & Co
Postfach 1328
97628 Bad Königshofen
Tel: 09761/91880 / Fax: 09761/918844

Bezugsquellen für Bierkits

Krupka-Niemann
Spezialversand für Hausbrauer
Kanalstrasse Nord 46 a
26169 Kamperfehn
Tel. u. Fax: 04497/91066
email. krupka@bier.de

Hopfen

Hersteller von Hopfenpulver, Hopfenpellets und Hopfenextrakt. Diese Hersteller geben Hopfenprodukte auch in kleinen Mengen an Heimbrauer ab.

Joh. Barth & Sohn
Freiligrathstr. 7–9
90482 Nürnberg
Tel.: 0911/54890 / Fax: 0911/5489330

R. Eisemann GmbH & Co.KG
Im Hopfengarten 1–5
74937 Spechbach
Tel.: 06226/4353 / Fax: 06226/42233

Fromm, Mayer-Bass GmbH
Paul-Gerhardt-Allee 32
81245 München
Tel.: 089/8399430 / Fax: 089/8399472

HORST COMPANY
Auhofstr. 10–16
84048 Mainburg
Tel.: 08751/790 / Fax: 08751/7930

HVG Hallertau e.G.
Preysingstr.
Tel.: 08442/92580 / Fax: 08442/3060

Sebastian Klotz GmbH & Co. KG
Wendenstr. 10
85283 Wolnzach
Tel.: 08442/2021 / Fax: 08442/3387

Krupka-Niemann
Spezialversand für Hausbrauer
Kanalstrasse Nord 46 a
26169 Kamperfehn
Tel. u. Fax: 04497/91066
email. krupka@bier.de

Malz

Diese Mälzereien verkaufen auch kleine Mengen Braumalz an Hobbybrauer.

Bamberger Mälzerei GmbH
Postfach 1069
96001 Bamberg
Tel.: 0951/912320 / Fax: 0951/9123240

Malzfabrik Jakob Frings
Postfach 1504
53865 Euskirchen
Tel.: 02251/6071 / Fax: 02251/6073

Krupka-Niemann
Spezialversand für Hausbrauer
Kanalstrasse Nord 46 a
26169 Kamperfehn
Tel. u. Fax: 04497/91066
email. krupka@bier.de

Hefe

Krupka-Niemann
Spezialversand für Hausbrauer
Kanalstrasse Nord 46 a
26169 Kamperfehn
Tel. u. Fax: 04497/91066
email. krupka@bier.de

Register